予約のとれない専門医

「冷え症外来」の医師が教える

冷えとり習慣

横浜血管クリニック
院長 林忍

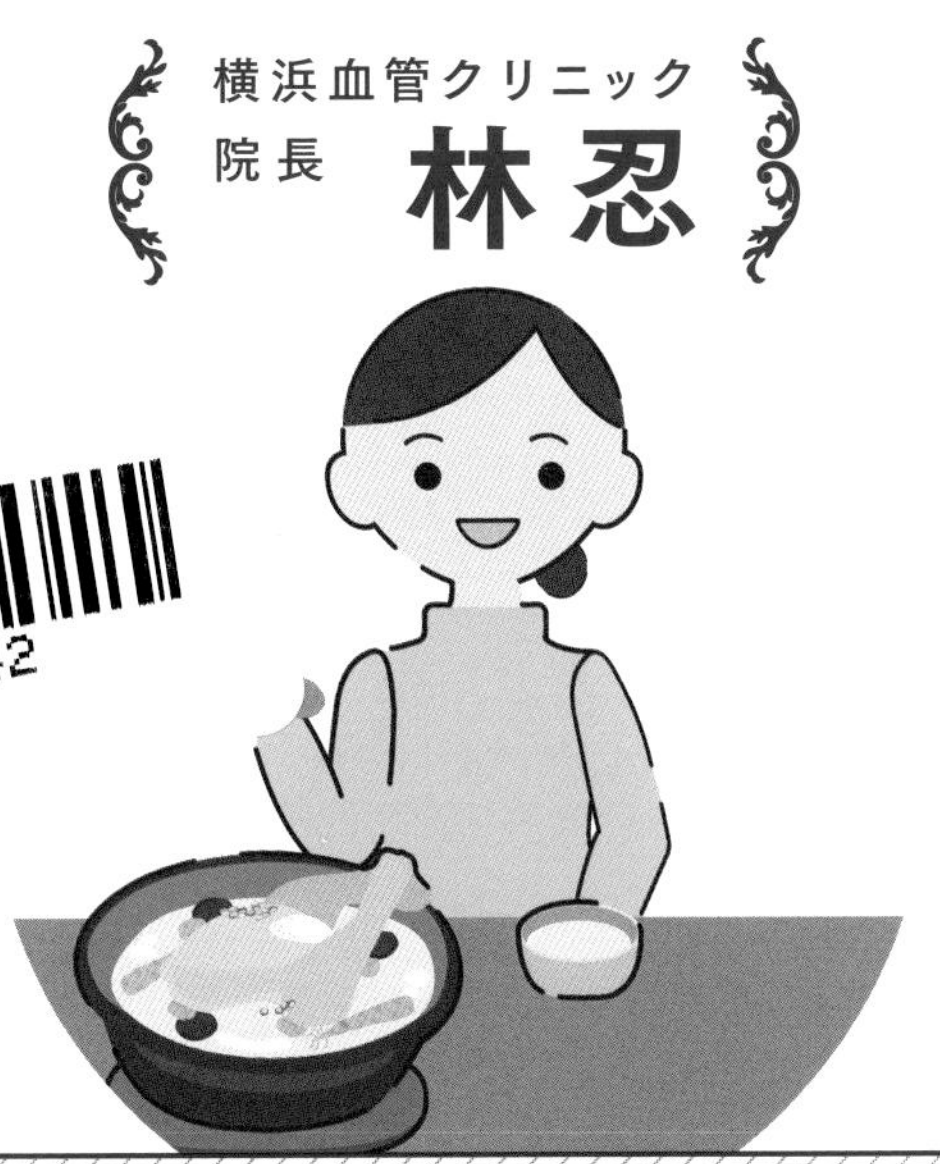

イースト・プレス

デザイン　華岡いづみ
イラスト　株式会社それだ
校正　株式会社ヴェリタ

人の身体は、
男女・年齢問わず
一年中冷えています！

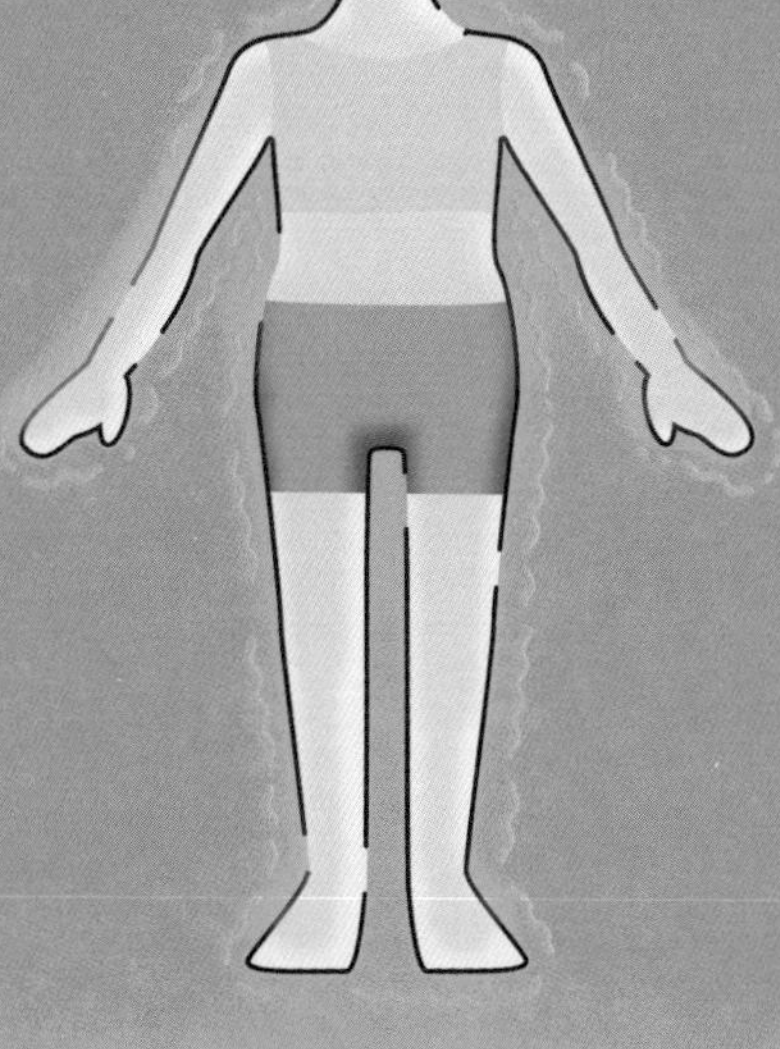

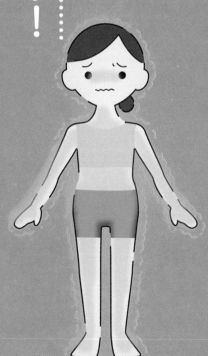

はじめに

私のクリニックにある「冷え症外来」には、10代から80代まで、さまざまな人が訪れます。予約が数カ月先まで埋まってしまうほど、受診希望の方が非常に多いのです。寒さの厳しい冬だけではなく、春夏秋冬、まさに一年中、冷え症の悩みは尽きません。また、冷え症は女性の悩みというわけではなく、男性も多くいらっしゃいます。

しかし、どんな病院に行ったらよいのかわからず、また、医師に相談をしても明確な答えがなく、どう対処すればよいのかわからない人も多いのです。

それは、西洋医学では冷え症という概念そのものが存在していないからです。東洋医学の考え方では、冷えは万病のもとであり、さまざまな疾患の原因に関与されていると考えられています。

この本では、東洋医学をベースに、第1章で「冷え症タイプ」と「体温管理の仕組み」を説明し、第2章以降は「生活習慣」「運動」「食事」に分け、改善方法を解説します。

まずお伝えしたいことは、冷え症は「病気」ではありませんので、「治療」するものではないということです。

必要なのは「体質改善」であり、1カ月や2カ月などの短期間での改善は難しいのです。

「すぐには良くならないのか」と諦めるのではなく、1年、2年……と、じっくりと取り組むことが大切です。


いきなりすべてを実践するのは大変ですので、ざっと全体に目を通し、ご自身の生活に取り入れやすいものから、少しずつ試してみてください。

また、冷えの元となっている原因を取り除くことも大切です。

焦らず、徐々に「冷えが辛くなくなってきたな」と感じることを続けてみてください。

自律神経を整えて免疫力を高めることで、健康度が増し、病気になりにくい身体づくり、冷え症の改善につながります。


この本の出版にあたり、ご尽力いただきましたイースト・プレスの渡邉亜希子さん、クラシエ薬品の倉持さんに感謝いたします。

そして、この本を通して、あなたの心身が健康になるお手伝いができれば幸いです。

横浜血管クリニック院長　林 忍

「冷え症外来」の医師が教える 冷えとり習慣

CONTENTS

第1章 冷え症タイプと体温管理のしくみ

CONTENTS

第2章 冷えとり習慣—生活習慣編—

CONTENTS

第3章 冷えとり習慣―運動編―

CONTENTS

第4章 冷えとり習慣―食事編―

第1章

冷え症タイプと体温管理のしくみ

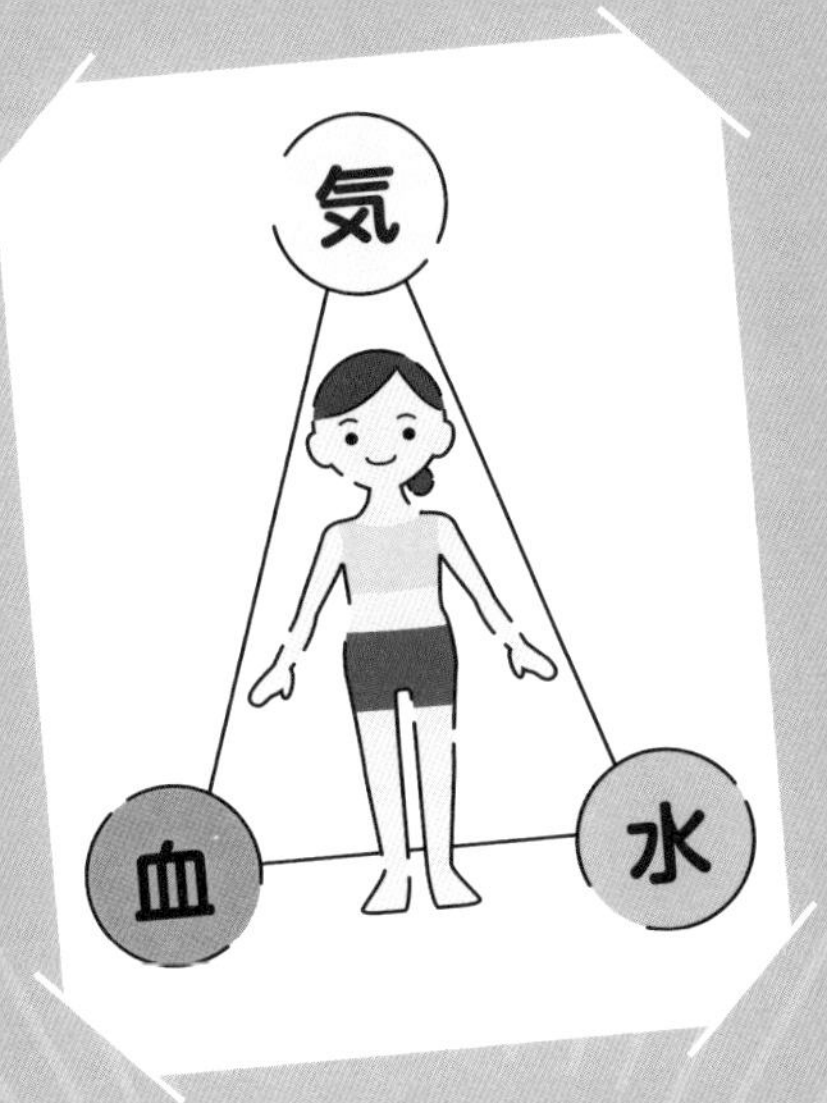

冷え症改善のために、
まずご自身の冷えの度合いと
「冷え症タイプ」を診断しましょう。
タイプ別の特徴と対処法がわかると
生活習慣も改善しやすくなります。
また、東洋医学の考え方と
人間が体温を調節するしくみを知って
効率的に身体を温めましょう。

冷え症チェック

身体の部位の温度を測って確認する

冷え症は季節問わず、身体の冷えや過剰な寒さを感じるものです。放っておくとさまざまな不調が出てくる可能性があるため、まずは自分が冷え症体質かどうかを判断することが大切です。冷え症の度合いを確認するにはいくつかの方法があります。一つは、**おでこと手足の甲の温度差をチェックする方法**です。この場合は非接触検温器を使用します。

また、検温器がない場合には、**人に手足を触ってもらい、確認する方法**もあります。もっとも手軽な確認方法ですので、家族や友人などと確認してみてください。

冷え症は季節や気温とは関係なく、真夏であっても症状が出るもので、日々の生活習慣が大きくかかわっているのです。**冷え症にはさまざまな自覚症状があり**、項目をP15のリストにまとめましたので、自分の症状や生活に当てはまるものがあるかチェックしてください。冷え症の原因となる項目もありますので、一つでも当てはまるものがあると、身体が冷えている可能性があります。

チェック方法①

おでこと手足の甲の温度差チェック

末端冷えタイプ（P16）の人におすすめなのが、非接触検温器を使って、①おでこ、②手の甲、③足の甲を計測し、おでことの温度差を調べる方法です。

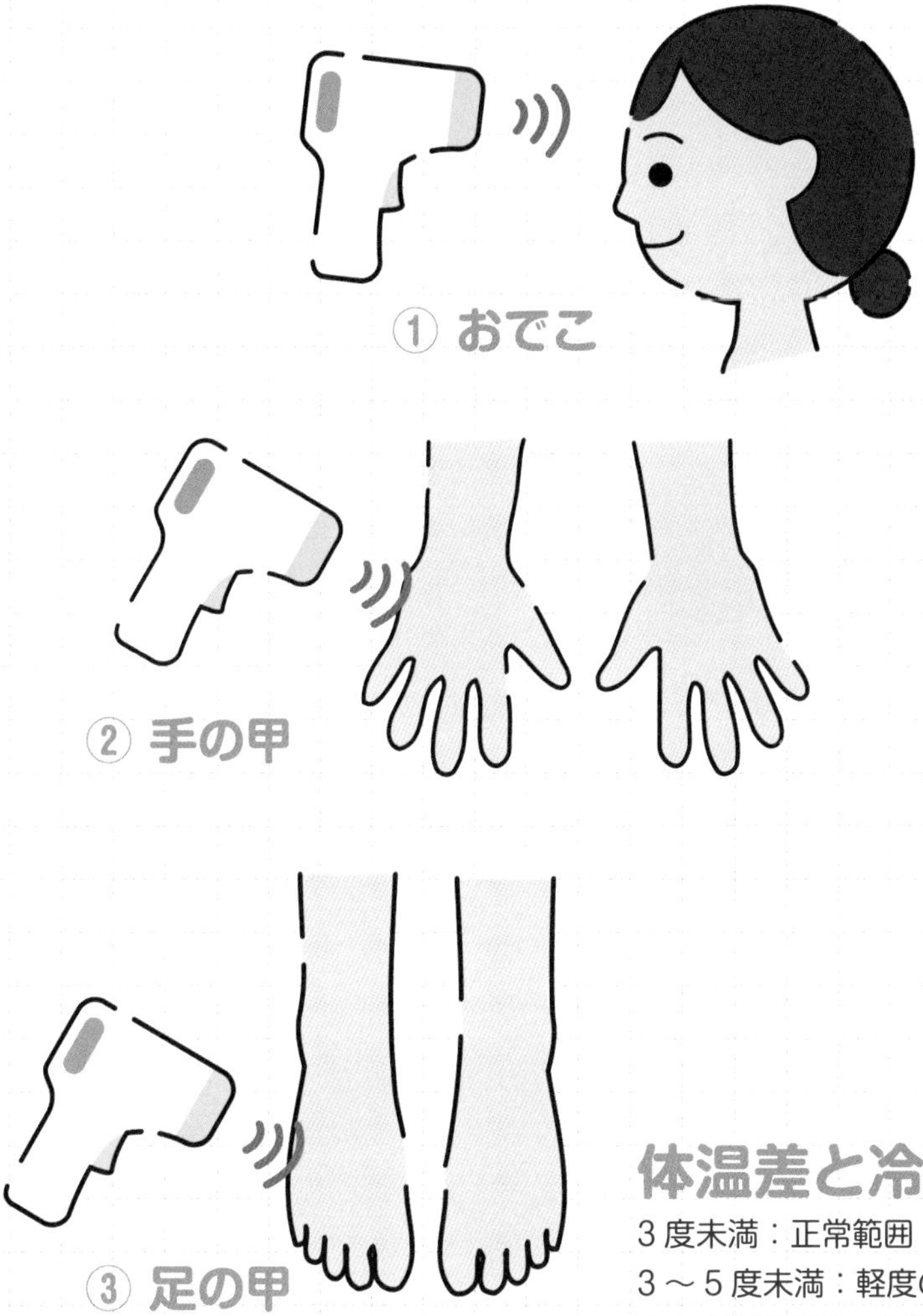

体温差と冷え

3 度未満：正常範囲
3 ～ 5 度未満：軽度の冷え
5 ～ 10 度未満：中等度の冷え
10 度以上：重度の冷え

チェック方法②

おでこと手足の甲の温度差チェック

もっとも簡単で、すぐに判断できる方法が、家族や友人などといった第三者に自分の手足を触ってもらうこと。複数の人が「冷たい」と感じるようであれば、冷え症の可能性があります。

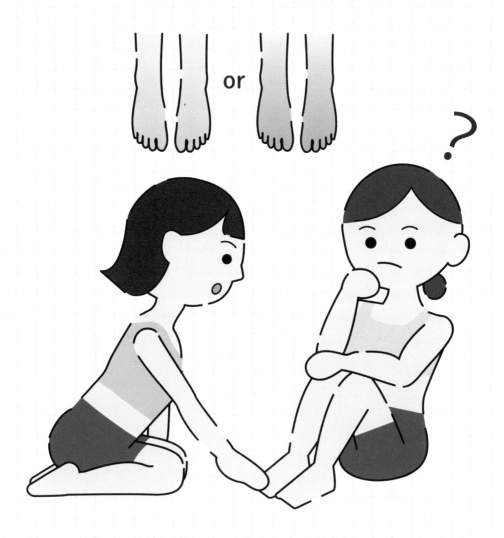

チェック方法③

自覚症状・生活習慣チェック

下記のリストの中で自分に当てはまる項目をチェックしてください。一つでも当てはまる項目があれば、冷えている可能性があります。

- □ 寒いわけでもないのに手足が冷たい
- □ 布団に入っても手足が冷えて眠れない
- □ お風呂に入ってもすぐに手足が冷えてしまう
- □ 厚着をしても身体が冷える
- □ 冷たいものをよく食べる・飲む
- □ 便秘や下痢になりやすい
- □ 何をしても痩せない
- □ 入浴はシャワーのみで湯船には浸からない
- □ よく夜更かしをする
- □ 眠りが浅く、夜中に目が覚める
- □ あまり運動をしない
- □ エスカレーターやエレベーターをよく利用する

冷え症
タイプ①

末端冷えタイプ

抹消の血液のめぐりが悪く、手先や足先が氷のように冷えているタイプです。冷え症に悩む人の7～8割がこのタイプに該当します。また、鉄分が不足している女性もなりやすいです。貧血とは血液中の赤血球が少ない状態のことで、赤血球は酸素を運搬する役目を担っています。貧血状態の身体は体力が不足し、疲れやすく、手足が冷える状態をつくってしまうのです。

血液がドロドロだったり血管が細かったりして血行が悪い状態だと、血液が手足の末端部分まで届きません。そのため、手足の末端が冷えてしまいます。だからといって、**冷たさを感じる手足だけを温めても、このタイプの冷え症は改善されません。**人の身体はまず内臓を温めようとして、身体の中心に血液を集めるはたらきがあります。その結果、末端を巡る血液の量が不足し、十分な熱がいきわたらなくなってしまうのです。**血液を増やす食事や生活を意識しながら過ごし、腹巻きなどでお腹を温めるように意識してみましょう。**

「末端冷えタイプ」の特徴

・手足の先が冷える
・末端を循環する血液量が不足している
・血液がドロドロしていたり血管が細い
・なかなか寝つけない
・眠りが浅い

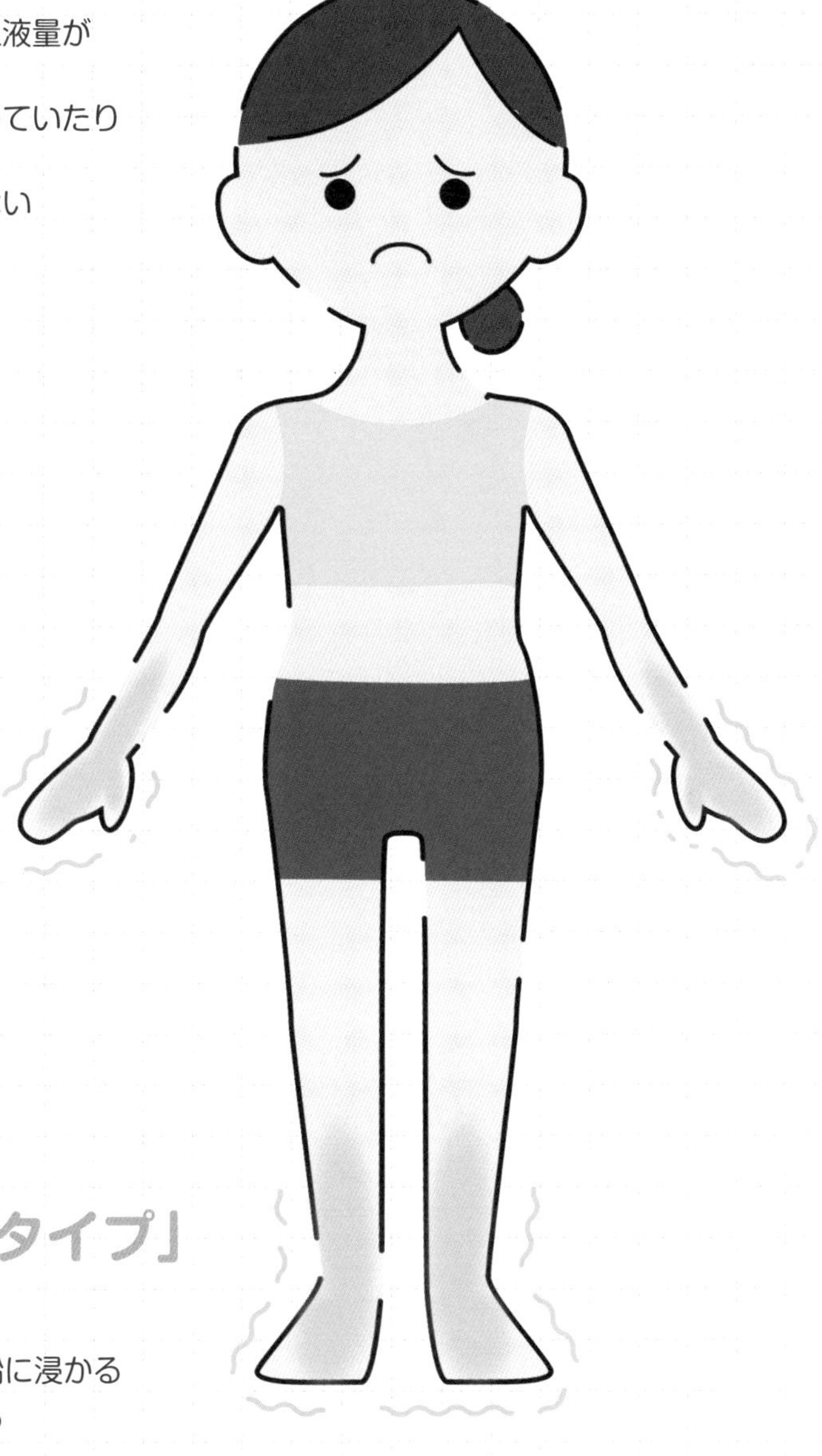

「末端冷えタイプ」の対応策

・毎日お風呂の湯船に浸かる
・運動習慣をつける

冷え症
タイプ②

下半身冷えタイプ（冷えのぼせ）

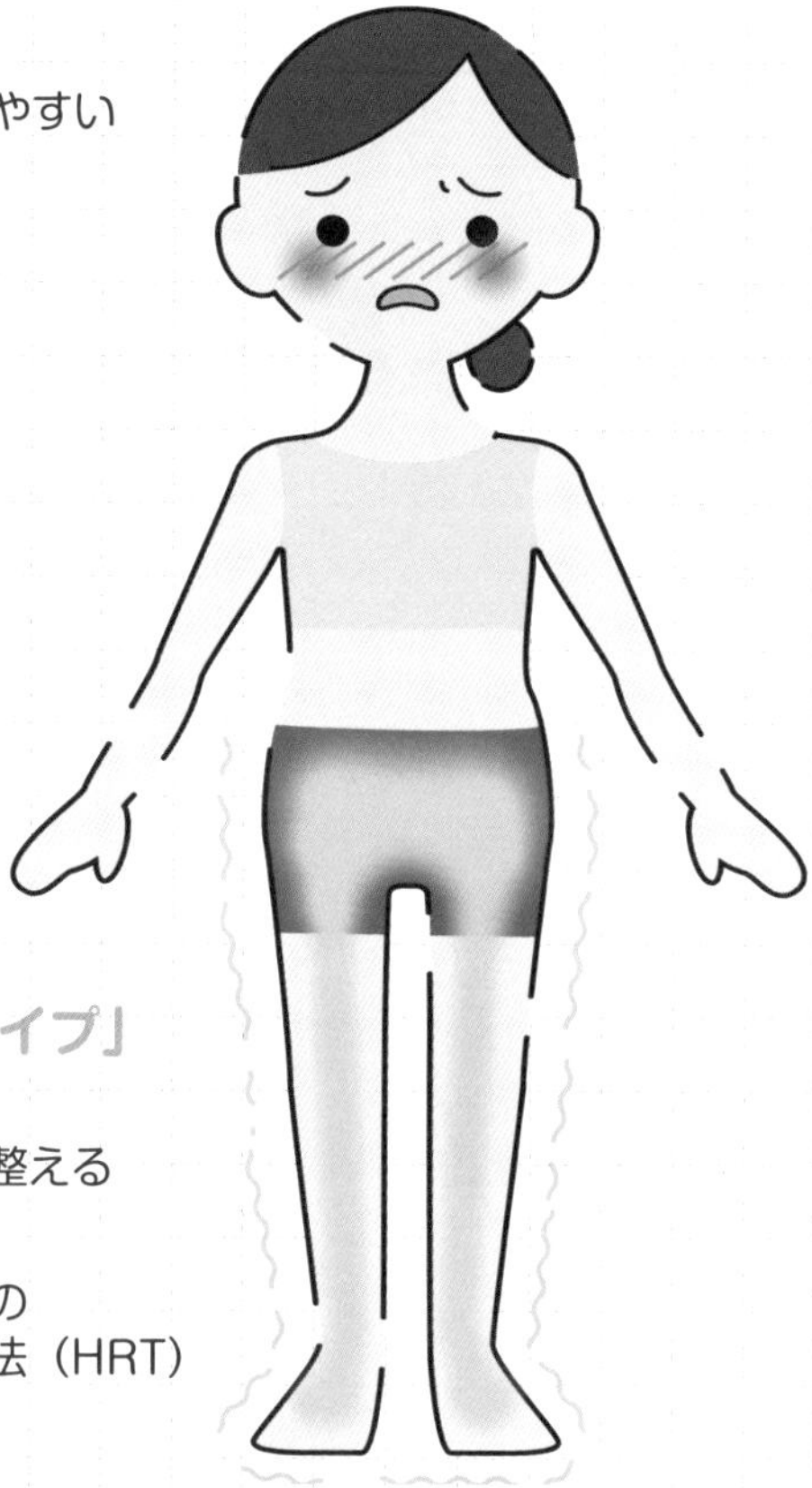

「下半身冷えタイプ」の特徴

・下半身がむくみやすい
・顔がほてる

「下半身冷えタイプ」の対応策

・骨盤のゆがみを整える
・代謝を上げる
・更年期障害改善のホルモン補充療法（HRT）

更年期以降の女性に多いタイプで、高齢の男性にも見られます。骨盤のゆがみが原因である場合が多いです。下半身の血行が悪化し、代謝が落ちて冷えてしまうのです。また、「冷えのぼせ」という状態になることもあります。「冷え」と「のぼせ」を同時に改善することは難しいため、症状の辛いほうから対処していく必要があります。

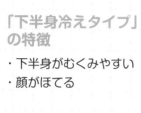

冷え症タイプ③

内臓冷えタイプ

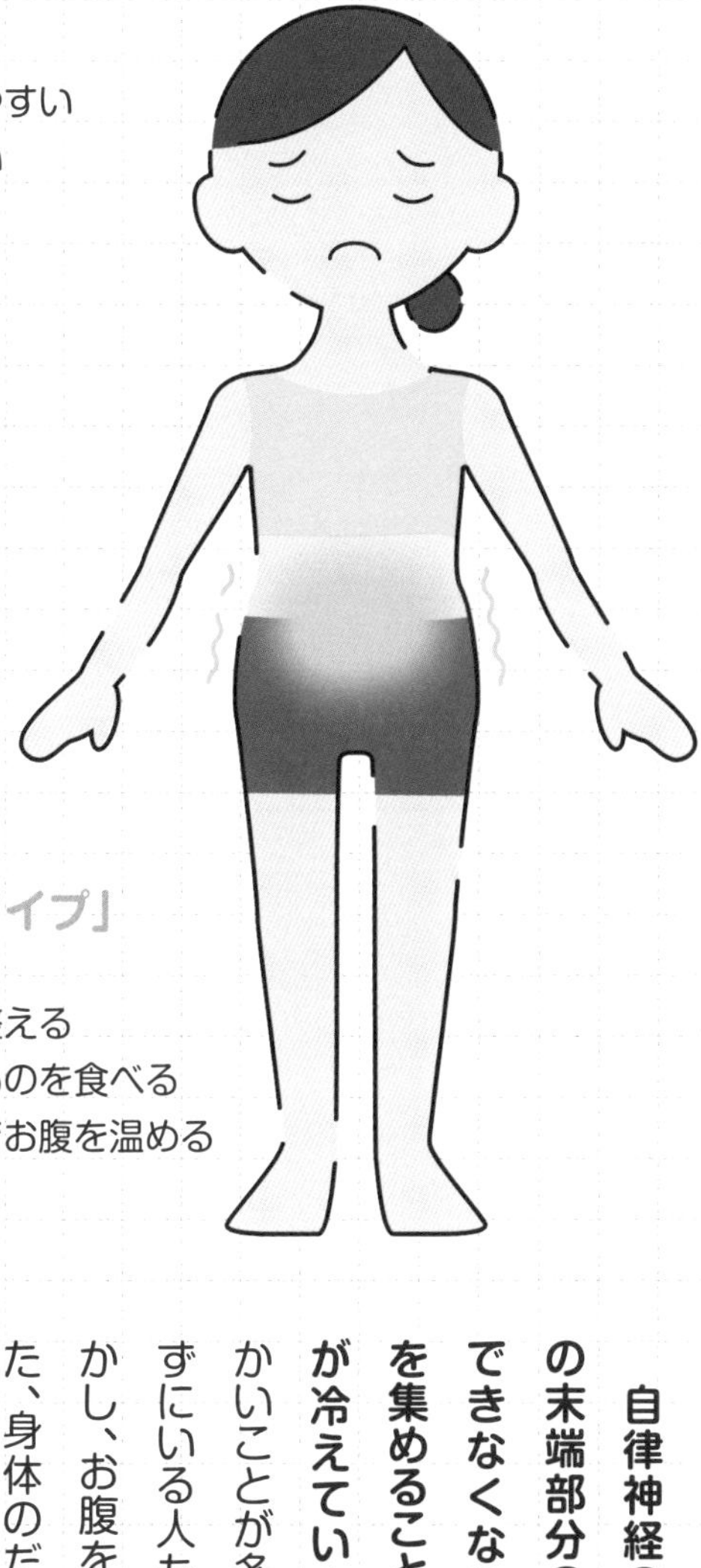

「内臓冷えタイプ」の特徴

・お腹を下しやすい
・身体がだるい

「内臓冷えタイプ」の対応策

・自律神経を整える
・消化によいものを食べる
・腹巻きなどでお腹を温める

自律神経の異常から手足の末端部分の血管の収縮ができなくなり、内臓に血液を集めることができず、内臓が冷えています。手足は温かいことが多いので、気付かずにいる人も多いのです。しかし、お腹を下しやすくなった、身体のだるさを感じる、風邪を引きやすくなった、などの症状を感じたらこのタイプかもしれません。

冷え症
タイプ④

メンタル冷えタイプ

末端が冷えていると感じていても、実際に末端の温度を測ってみると、ほとんど温度が下がっていないタイプです。冷え症外来をはじめて気付いたタイプですが、実際の体温は低くなっていないにも関わらず、「冷えている」「手足が冷たい」と感じているのです。

夜なかなか寝付けなかったり、眠りが浅いため、夜中に目が覚めてしまう、ぐっすり寝た気がしないと悩んでいる人が多いです。また、うつの症状や精神疾患を併発している人もいらっしゃいます。

働き世代の冷え症の原因の大半が、ストレスや生活習慣による自律神経の乱れといわれています。メンタル冷えタイプの人は、手足や身体を温めるなどの冷えに対する直接的な改善よりも、**生活のリズムや習慣を見直すなどの自律神経を整えることが優先**になります。また、**メンタルクリニックや心療内科を受診**することもおすすめします。

「メンタル冷えタイプ」の特徴

・強いストレスを感じている
・手足が冷たいと感じるのに実際は冷えていない
・なかなか寝つけない
・眠りが浅い
・夜中に目が覚めてしまう

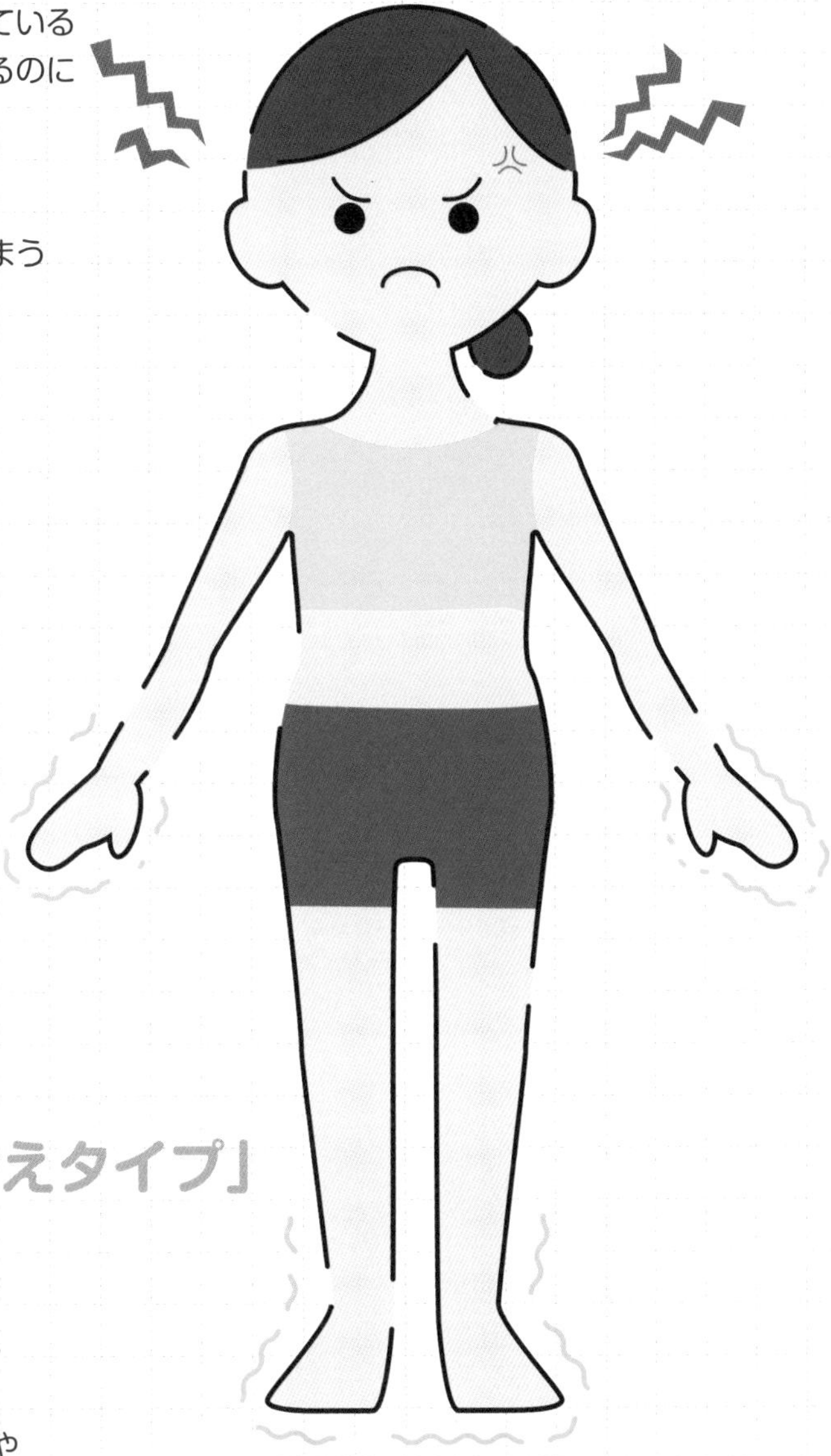

「メンタル冷えタイプ」の対応策

・ストレスを溜めない
・自律神経を整える
・生活リズムを見直す
・メンタルクリニックや心療内科を受診する

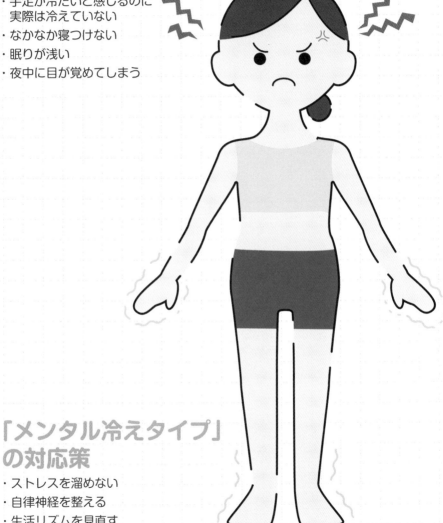

冷え症
タイプ⑤

複合タイプ

先に説明した①末端冷えタイプ、②下半身冷えタイプ（冷えのぼせ）、③内臓冷えタイプ、④メンタル冷えタイプのいくつかが組み合わさって冷えを感じる「複合タイプ」の人も多く見られます。

末端冷え、下半身冷え、内臓冷えなどを蓄積した結果として、全身が寒く感じることも多いです。冷えをそのまま放置していると、加齢によって全身の筋肉量が減り、さらに深刻な冷えやさまざまな不調を招く原因となります。このタイプは、複合的な理由が原因になっていることが多いため、生活習慣全般を見直す必要があります。

また、年齢とともに冷えが強くなる場合は、「腎」という生命力の源の気が減少したために起こる冷えで、とくに高齢者の方に多い傾向があります。**基礎代謝を上げるために、日頃から軽い運動を習慣にして筋肉量を減らさない**ようにしましょう。また、筋肉づくりに必要なたんぱく質を食事で摂取することも重要です。

「複合タイプ」の特徴

・複数の冷え症タイプが組み合わさっている
・全身に冷えを感じる
・筋肉が少ない
・「腎」の気が減少している

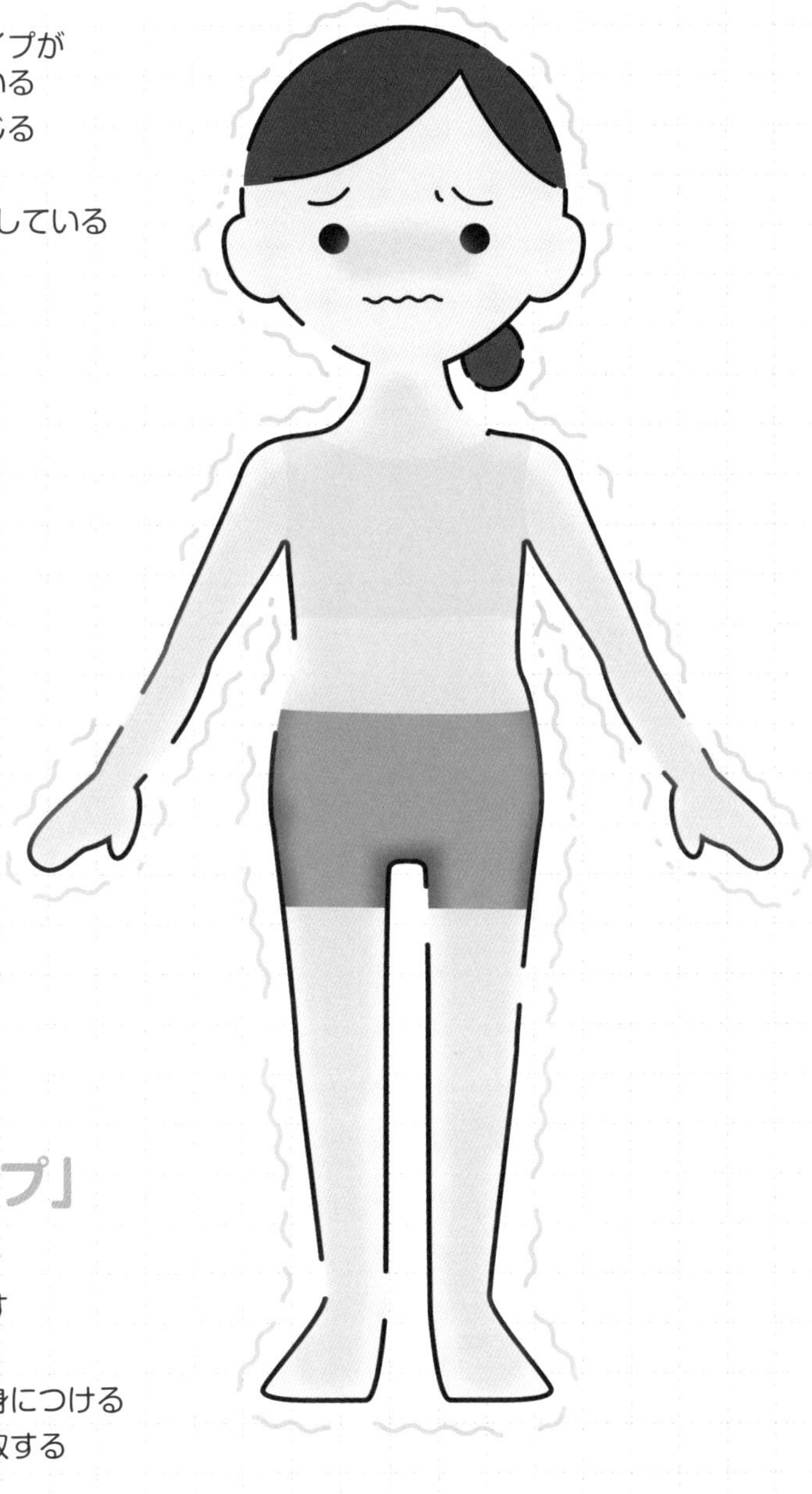

「複合タイプ」の対応策

・生活習慣を見直す
・代謝を上げる
・軽い運動習慣を身につける
・たんぱく質を摂取する

冷えの原因

「血行不良」が冷えを招きやすい身体をつくる

人間の身体は、血液が循環したり、筋肉を動かして熱をつくったりすることで、体内からも温められています。**血液の循環が悪かったり、筋肉量が少なかったりすると、温まりにくく「冷えやすい身体」**になってしまいます。そもそも、血液の量が不足していれば循環も悪く、毛細血管の先まで血が届かないため、手足の冷えも招きます。

自律神経の乱れも冷えと大きく関係があります。自律神経は血管を収縮させる「交感神経」と、血管を拡張させる「副交感神経」の2つで構成され、2つがバランスよく切り替わることで、体調を整えています。

ホルモンバランスの乱れや昼夜逆転、睡眠不足、偏食、ストレスがかかる状況は、神経を高ぶらせ、交感神経が優位となる時間を長引かせます。結果、**自律神経のバランスが乱れて血管が収縮した状態が長く続き、血液の流れが悪くなる**のです。こうしたさまざまな生活習慣の積み重ねも血行不良を招き、「冷えやすい身体」をつくっているのです。

交感神経と副交感神経のはたらき

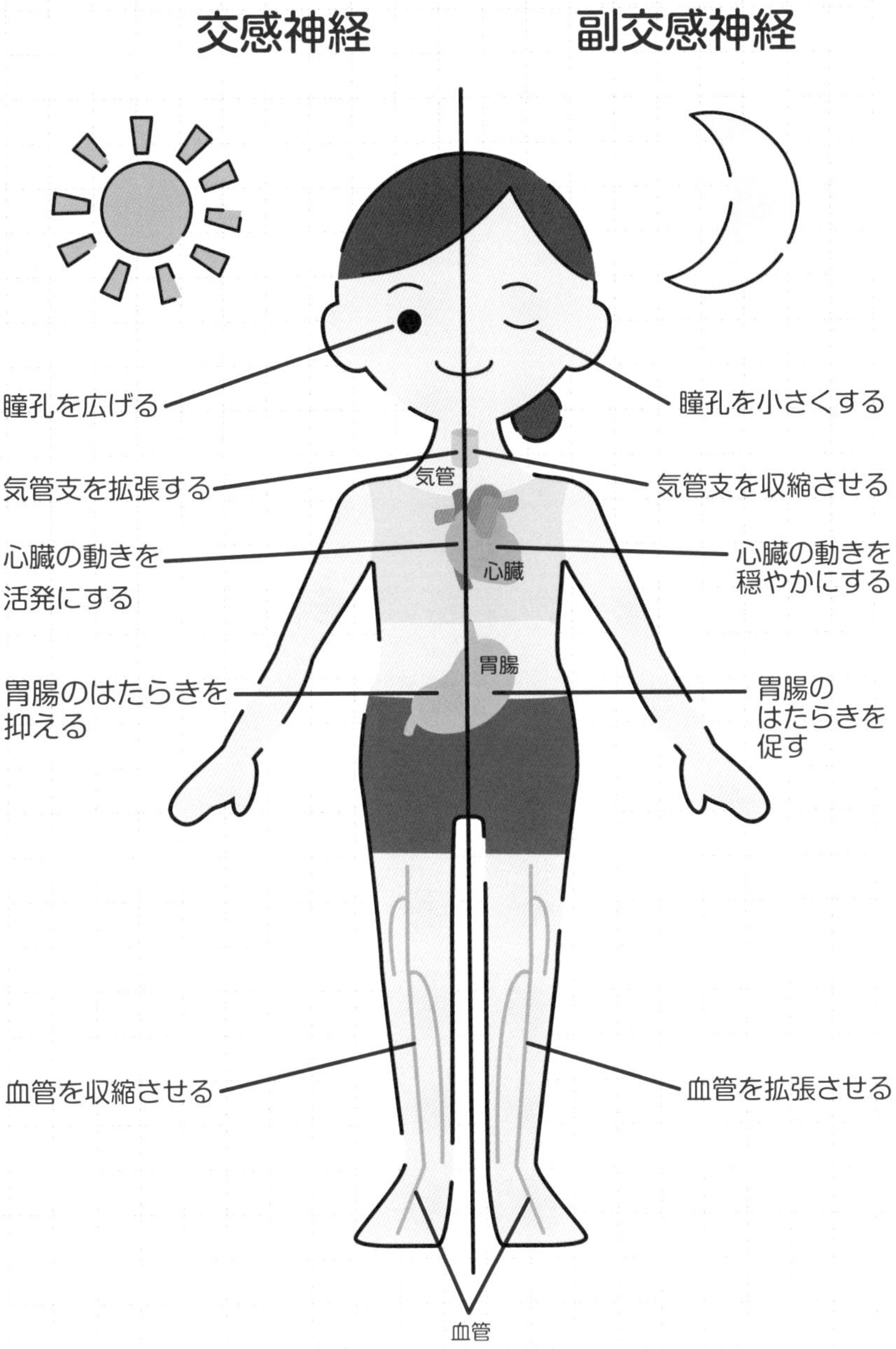
交感神経
副交感神経
瞳孔を広げる
瞳孔を小さくする
気管
気管支を拡張する
気管支を収縮させる
心臓の動きを活発にする
心臓
心臓の動きを穏やかにする
胃腸
胃腸のはたらきを抑える
胃腸のはたらきを促す
血管を収縮させる
血管を拡張させる
血管

因となるもの

血液、鉄分不足

鉄分は、血中の赤血球に含まれる「ヘモグロビン」の成分となります。ヘモグロビンには全身に酸素を運ぶ大切な役割があり、鉄分不足でヘモグロビンの合成が低下してしまうと、全身の血液が不足して貧血に。

運動不足

ずっと同じ姿勢でいると、血液の流れが滞り、全身への循環が悪くなります。さらに慢性的な運動不足は動脈硬化や血管の老化を早め、手足の毛細血管に血流が届きにくくなってしまいます。

子宮、卵巣と月経

女性は子宮や卵巣などがあるため、内臓の血流が滞りやすい傾向があります。月経時は血液を排出するため基礎体温が低くなり、血液に粘りが出て血流が悪くなるため、身体は冷えやすくなります。

筋肉不足

筋肉は動かすことで熱を発生させ、その熱を蓄える機能ももっています。筋肉量が減ると、体内で効率よく熱を生産できない上、生産した熱を蓄える場所も少ないため、身体を温めにくくなります。

自律神経の乱れ

自律神経には体内の血流を調節し、体温を適度に保つはたらきがあります。ストレスや睡眠不足、昼夜逆転などの不規則な生活は、自律神経の乱れを引き起こし、そのはたらきを低下させ冷えを引き起こします。

脂肪過多

女性は男性に比べて筋肉量が少ない傾向にあります。脂肪には血管が少ないため、体内を温める機能が低く、外気温の低下の影響を直に受けて冷えてしまいます。脂肪が多い＝冷えやすい身体なのです。

血行不良の原

便秘

腹部が冷えると腸の血流が悪くなり、便を体外に押し出す腸の「ぜん動運動」の動きが低下して便秘しやすくなります。腸に便が溜まった状態は腹部全体の血流を妨げ、さらに冷えを招きます。

ホルモンバランスの不調

閉経前後には、自律神経を活発化させる女性ホルモン「エストロゲン」が減少し、自律神経のはたらきが低下。これにより身体にさまざまな症状が現れるのが更年期障害です。冷え症もその症状の一つです。

喫煙

喫煙すると血管は急激に収縮し、血液の流れが悪くなります。急激な血管の収縮が繰り返されることで血行不良になり、冷えを呼びます。動脈硬化や血管の老化も早まり、身体の代謝も低下します。

食生活の乱れ

身体を冷やす冷たい飲食物はもちろん、甘いものやファストフード、スナック菓子など、いわゆる「ジャンクフード」の食べ過ぎも、血流を促すミネラルやビタミン不足を引き起こし、冷えの原因に。

薄着、衣類の締め付け

薄着や、手首・足首・首といった、冷えやすいポイントが露出している服装は、身体を冷やします。締め付けの強い下着や衣類、ピッタリした服装も血行不良を招き、冷えを引き起こします。

ストレス

緊張状態やストレス状態が続くと、知らず知らずに身体がこわばり、筋肉が硬直化します。結果、血行が悪くなり、血液がドロドロに。体内に血液がいきわたらなくなり、冷えを引き起こします。

東洋医学の考え方

「気」「血」「水」のバランスの崩れが不調を引き起こす

東洋医学には、**人の身体は「気《き》」「血《けつ》」「水《すい》」の3つの要素によって構成されている**とする考え方があります。漢方薬や鍼灸でも、気・血・水の考え方が重視されています。

「気」とは、人が生きるために必要な根源的なエネルギーです。太陽の光や熱、空気や流れる水、大地の恵みがもつエネルギーを、呼吸や食物を食べることで得られるとされています。**「血」は、気のはたらきを担っており、全身に栄養を運びます**。また、**「水」は現代医学の体液に近いもの**で、日本漢方では「水」が一般的な呼び方ですが、古代中国医学では「津液」と呼ばれます。

気・血・水が体内に満たされ、正常に循環することで、健康は保たれています。気・血・水にはそれぞれの役割がありますが、単体で機能するのではなく、互いに影響し合っています。いずれかが過剰や不足となると、バランスが崩れ、病気を引き起こしてしまいます。**気・血・水の過不足を補い、バランスを整えることが、健康のために重要**です。

人の身体を構成する「気」「血」「水」

人が生きるために必要な根源的エネルギー。太陽の光や熱、空気や流れる水、大地の恵みがもつエネルギーなど、呼吸や食物を食べることで得られるとされています。

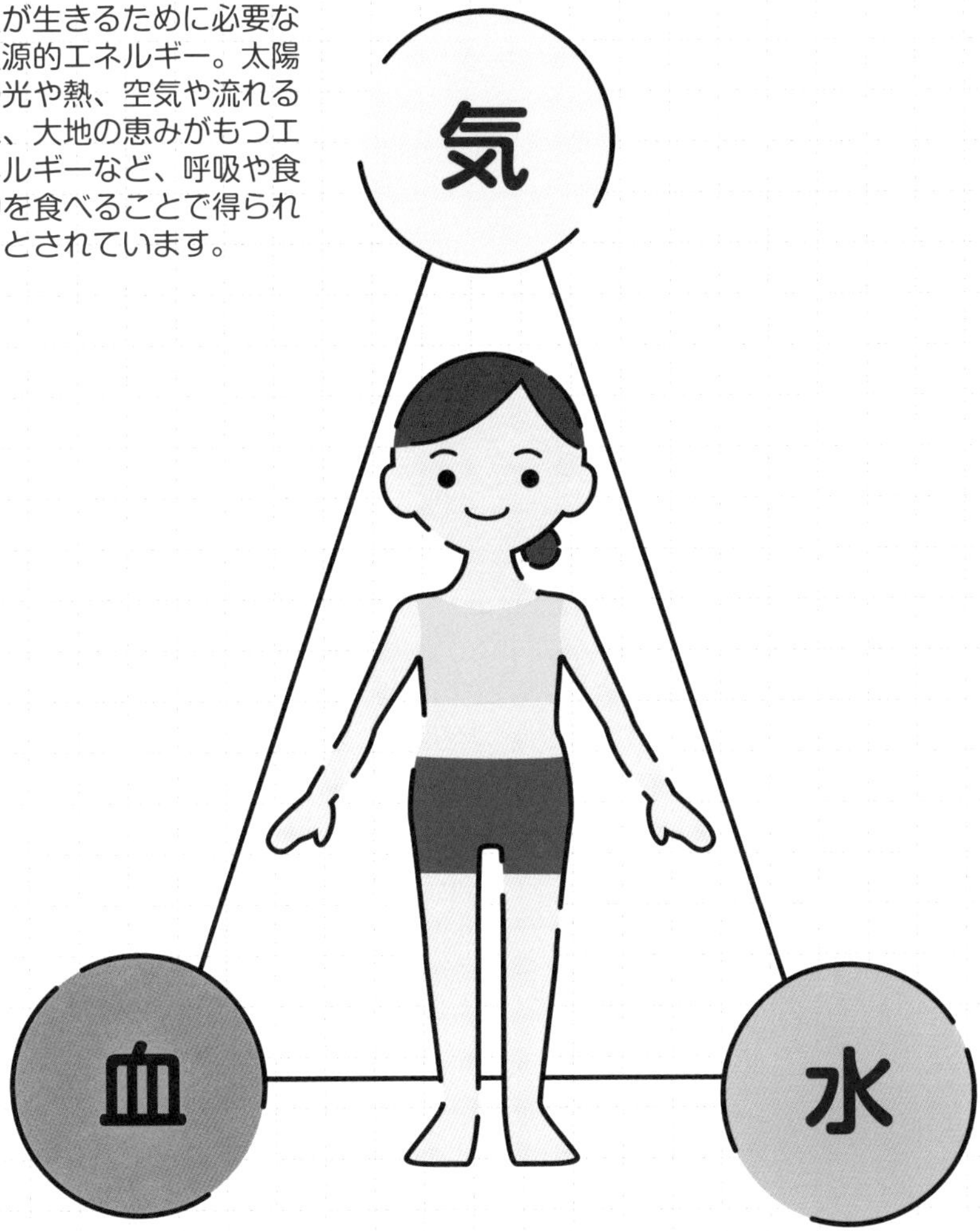

栄養を全身の各器官に送り出し、循環させる役割があります。気が実体化したもので、現代医学の血液に近いものだと考えられています。

血液以外の体内の液体を指し、全身を潤します。現代医学での体液に近いもので、古代中国医学で「津液《しんえき》」と呼ばれます。

「気」の異常と症状

「気」の不足、停滞、逆流が心身の不調を招く

気・血・水の中でも、「気」はもっとも重要とされています。気はきれいな空気を吸い込むことで得られる「清気」、食べ物を摂取して得られる「水穀の精微」、生まれながらに親から受け継いだ「先天の精」から生まれます。「先天の精」は年を追うごとに減少しますが、「清気」と「水穀の精微」を合わせた気によって、不足分を補っています。気は、生の営みを守り、身体を温めて病気を防ぐはたらきがあるといわれています。そのため、**気が乱れると、身体にはさまざまな不調が現れます**。気の乱れで起こる症状には「気虚《ききょ》」「気滞《きたい》」「気逆《きぎゃく》」の3つがあります。

★気虚

気虚は、気が減少したために不足している状態です。精神や身体のエネルギーの総量が不足しているので、**やる気や元気が出ず、疲れやすくなってしまいます**。日中に眠くなる、息切れがする、呼吸が浅いなども気虚の状態です。また、気の不足により内臓

の動きが悪くなり、**ウイルスを防御する力も低下し、風邪を引きやすくなります。**

★気滞

気滞は、気の巡りが悪く、滞っている状態です。エネルギーの全身への巡りが悪くなり、喉が詰まる感じがしたり、胸がつかえたりする症状が起こります。気が体内に停滞してしまい、**お腹が張る、わき腹が痛む**といった不調が起こることも。**気分が落ち込みやすく、憂鬱になる**など、心の不調の症状が起こることもあります。

★気逆

気逆とは、気の循環が乱れて、本来は下降しなければならない気の流れが、逆流して上昇した状態です。気が身体の上へ上へと集まってくるので、**のぼせやげっぷ、発汗、動悸、めまい、頭痛や肩こり**などの症状が引き起こされます。**イライラや不安感、怒りやすくなる**など、いわゆる「頭に血がのぼった」状態も気逆によるものです。ヒステリー発作やパニック障害を引き起こすこともあると考えられています。

「血」の
異常と症状

「血」の流れが滞ると身体の隅々に栄養が届かない

「血」には栄養を全身の各器官に送り出し、循環させる役割があります。**現代医学の血液に近いもの**だと考えられており、血がスムーズに循環し、**身体全体にいきわたることで筋肉や骨が成長し、髪や肌に栄養や潤いが届けられる**しくみです。

血は気と大きく関連があり、気の「清気」と「水穀の精微」が結合したものが血です。そのため、血は気のエネルギーを循環させるはたらきも担っています。また、血は精神にも作用し、**血が十分にいきわたっていると精神的に安定**し、意識もはっきりします。血の不調の症状は、血虚《けっきょ》、血瘀《けつお》、血熱《けつねつ》の3つのタイプに分けられます。

★血虚

血をつくる機能が低下し、血が不足した状態が血虚です。**皮膚の老化や乾燥、髪がぱさつく、爪がもろくなる**などの症状が現れます。**顔色の悪さや立ち眩み、冷えや貧血、こむら返り**なども血虚の症状です。血の不足による不調が中枢神経にまで及ぶと、**集**

中力の低下や不眠、物忘れが起こることもあります。

★血瘀

血液がスムーズに循環せず、停滞した状態が血瘀です。現代医学では、血瘀は血液の中の赤血球や白血球、血小板の量や質に異常が起こり、血液が流れにくくなっている状態だと考えられています。**口の乾きや顔のくすみ、目の下のくまや、舌や唇が紫色になったり、顔色がどす黒くなったりする**のも、血瘀の症状です。滞っている部分が傷むことで、女性の場合は**月経痛や月経不順**を引き起こすことも。**痔や便秘、静脈瘤**も血瘀による症状と考えられます。

★血熱

身体に熱がこもり、血が熱くなっている状態が血熱です。血の流れの勢いが強くなるため、**鼻血や吐血、血便や血尿**など出血するのが血熱の症状です。また、熱くなった血はドロドロになりやすく、流れが悪くなることも。熱がこもった状態がなかなか改善せず、血瘀の症状を引き起こしやすくなります。

「水」の
異常と症状

「水」の過不足で代謝や自律神経のはたらきが低下

水は、血以外の身体の水分を指し、現代医学での体液に近いものです。古代中国医学で水は「津液《しんえき》」と呼ばれ、身体の表面を潤す「津」と体内に流れる水分である「液」の2つで構成されています。**津は余分な熱を汗や尿として体外に排出することで体温を調整し、液は目や鼻や口などの粘膜や、骨の髄などに潤いを与えます。**

このように、水は身体を動かす上で重要な役割があるため、体内の水が不足すると、新陳代謝が低下し、さまざまな不調を招きます。また、水分のとり過ぎによって体内の水が増え過ぎると気・血・水のバランスを崩してしまいます。水が不足している状態は「陰虚《いんきょ》」、停滞している状態は「痰湿《たんしつ》」と呼ばれています。

★陰虚

「津液不足《しんえきぶそく》」とも呼ばれます。栄養不足や、ストレスや過労から胃腸、脾臓など内臓の機能が低下することでも、水は不足してしまいます。すると、**ひどい喉の渇きや肌荒**

れ、唇の荒れといった症状が現れます。水が全身にいきわたらなくなるために関節の水が減少し、滑らかな身体の動きができなくなり、**尿の量も減って、体内の不要物が排出しにくく、便秘も引き起こします。**さらに、身体が熱を帯びやすく、体温調整が行えず、自律神経に悪影響を与え、さまざまな身体の不調につながります。

★痰湿

「水毒《すいどく》」や「水滞《すいたい》」とも呼ばれます。体内に水が過剰になり、滞っている状態です。水分のとり過ぎが主な原因ですが、塩分の濃いものの食べ過ぎや運動不足でも水が排出できず、水が停滞してしまいます。身体にとって余分な水分が「湿」で、湿が冷やされ、状態が悪化してドロドロになったものが「痰」です。痰はいわゆる肺や気管支などに生じる一般的な痰だけでなく、全身のさまざまな場所に溜まったものを指します。

痰湿は、**むくみや下痢など、水分の調整の乱れによる不調**を引き起こします。水分が多いことによって、**めまいや立ち眩み、頭痛や頭重感、吐き気や溜まった水の痰により咳が出て胸が苦しくなり、食欲も低下**します。

体温調節機能

脳にある「視索前野」が全身に指令を出し体温を調節

暑い、寒いといった外気温の変化は、まず、皮膚の温度センサーが感知し、その温度情報は皮膚から脊髄へ、そして脳の視床下部へと伝達されます。脳の視床下部から大脳皮質に温度情報が伝わると、人は暑い、寒いなどの外気温を意識の上で感じます。このように、**意識の上で温度変化に気が付くのとは別に、人間の身体には無意識のうちに体温調節を行う機能も備わっています**。それが脳の視床下部にある「視索前野」という領域です。視索前野は身体を守るために、全身に指令を出して体温を一定に保とうとするのです。

皮膚が感知した温度情報は、視索前野へと伝達されると、視索前野が司令塔となり、交感神経や副交感神経といった**自律神経の経路を使って、全身の血管や汗腺、内臓や筋肉などにはたらきかけ、体内で熱をつくったり、放熱したりして体温を調節**します。寒いと無意識に身震いすることがありますが、これは視索前野からの伝達によって、身体が震えることで熱をつくろうとしている動作です。

人が無意識のうちに体温調節を行うしくみ

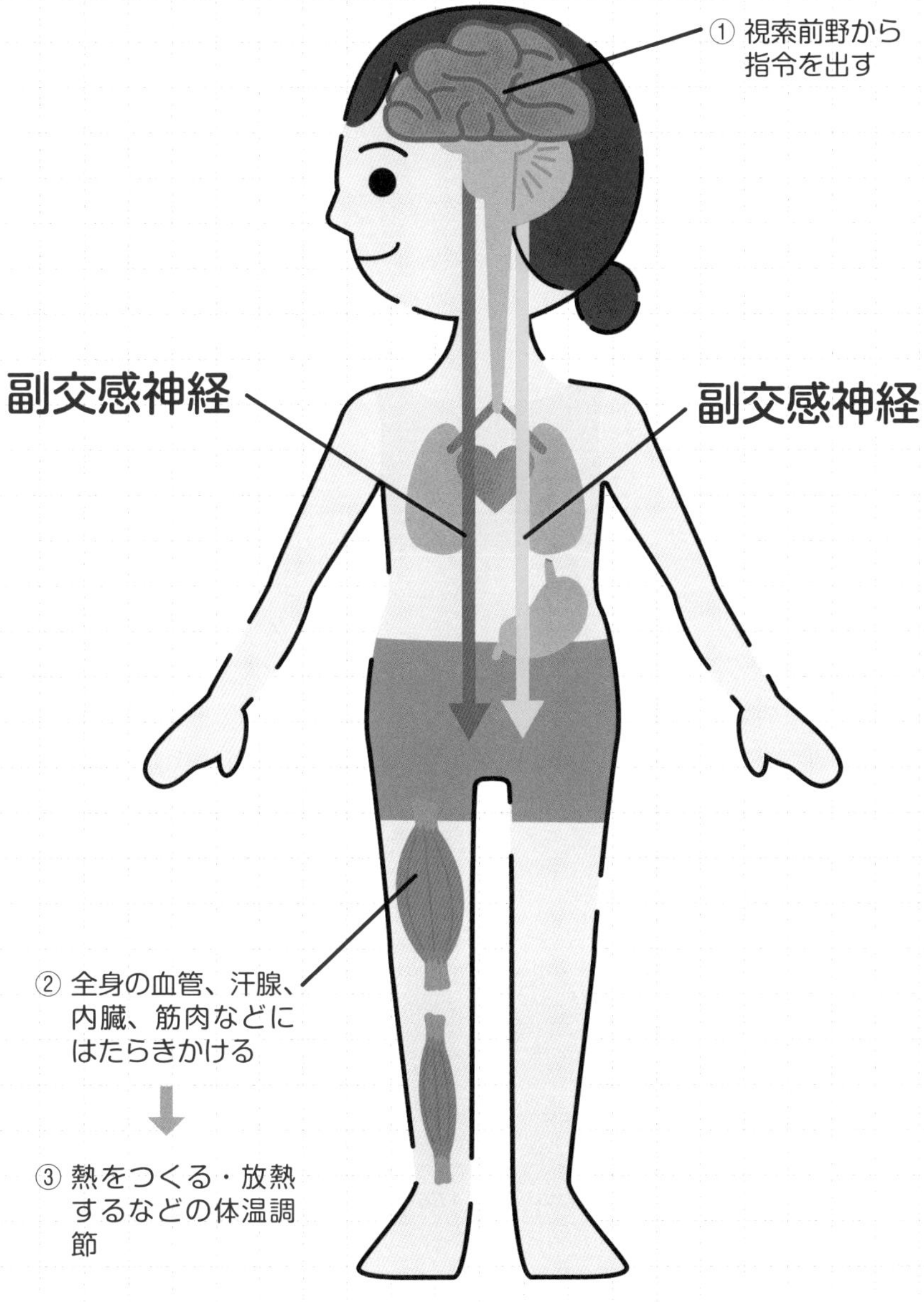
① 視索前野から指令を出す
副交感神経
副交感神経
② 全身の血管、汗腺、内臓、筋肉などにはたらきかける
③ 熱をつくる・放熱するなどの体温調節

体温調節のしくみ①

筋肉の動きや代謝で体内の熱をつくる

寒さを感じると、脳の視床下部にある視索前野が、熱をつくるように、体内の褐色脂肪細胞に指令を出します。**褐色脂肪細胞は、首や脇の下、心臓や腎臓のまわりなど、限られた場所にのみ存在し、寒さで体温が下がったときに、貯蔵されていた脂肪を燃やして熱をつくり出す**ことができます。脂肪といえば皮下脂肪などの白色脂肪細胞が思い浮かびますが、白色脂肪細胞は脂肪を貯蔵するのに対して、褐色脂肪細胞は脂肪分を分解して燃焼して熱をつくるはたらきがあるのです。

筋肉を動かすことでも、身体は熱を生み出します。寒いときに鳥肌が立つのは、視索前野の指令によって、皮膚にある立毛筋が収縮することで筋肉を動かして熱をつくり、体温を下げないようにしているためです。それでも足りない場合は、自動的に筋肉を震わせて熱をつくります。このほか**内臓が食物を消化・吸収するとき、栄養素の分解や合成が起こりますが、こうした体内での化学変化は「代謝」と呼ばれ、代謝によっても熱がつくられています。**

熱をつくる身体のしくみ

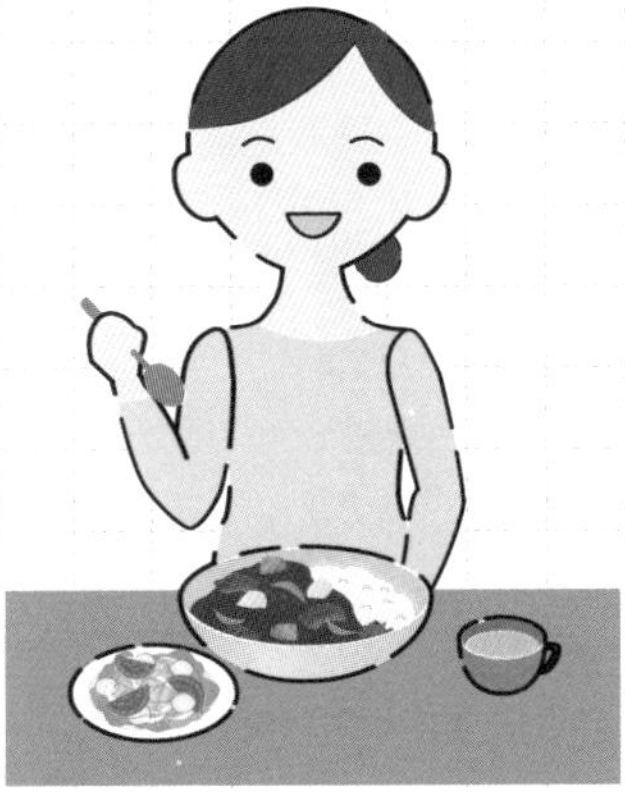

② 食物を消化・吸収する
（代謝）

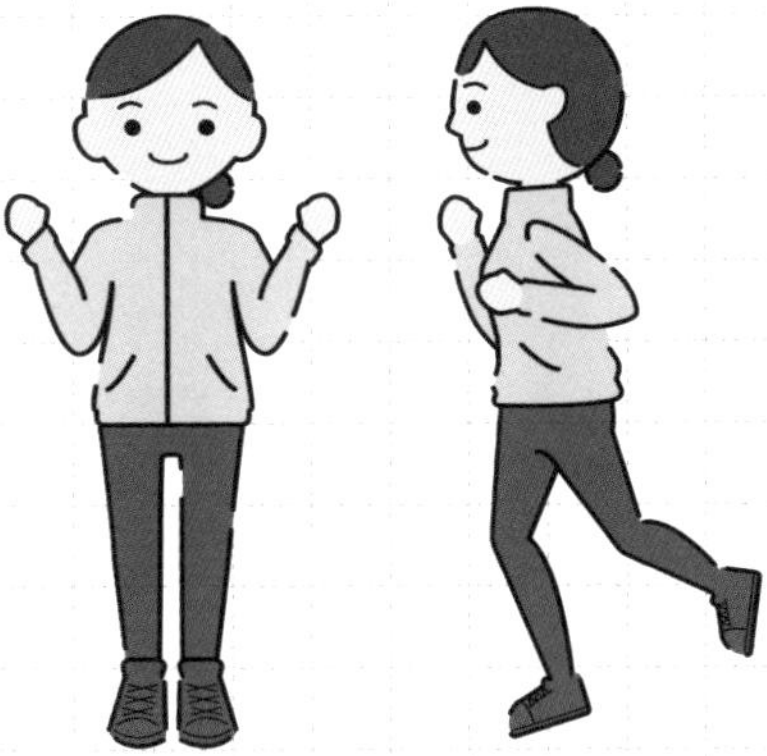

① 筋肉を動かす

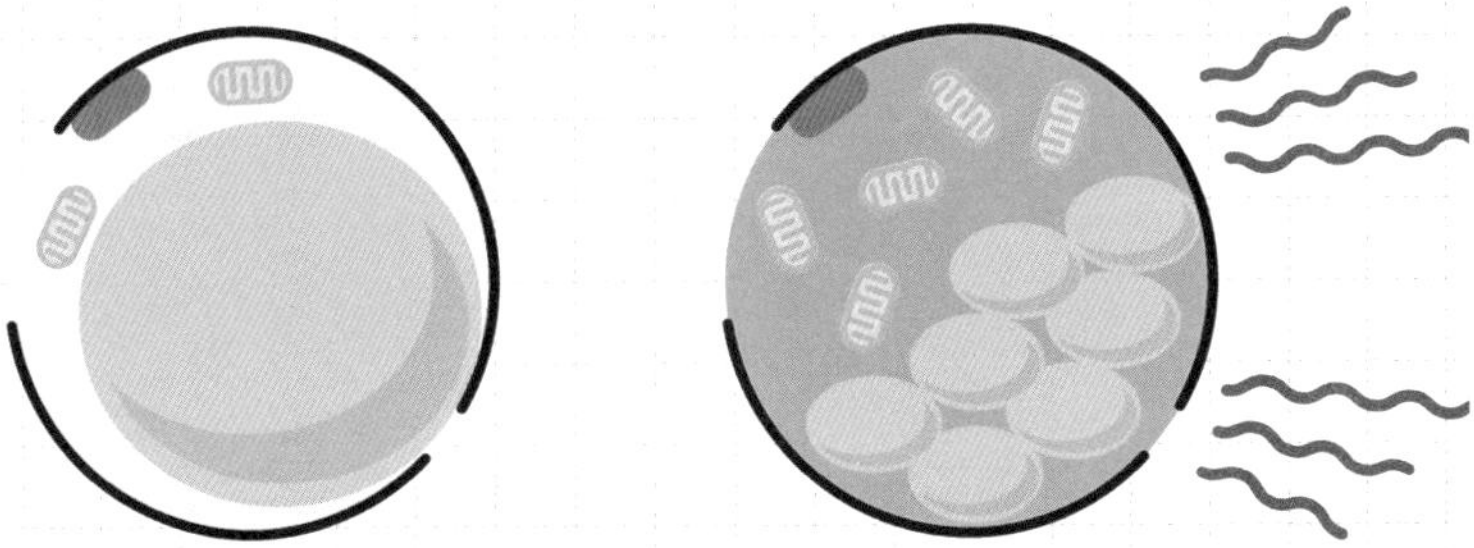

③ 褐色脂肪細胞が白色脂肪細胞を燃焼させる

※褐色脂肪細胞は首周辺、肩・肩甲骨周辺、脊髄周辺、脇の下にあります。

体温調節のしくみ②

血液が熱エネルギーを全身に運ぶ

体内で生まれた熱エネルギーは、血液によって全身へと運ばれます。血液の循環がスムーズでなければ、せっかく体内で熱が生まれても、身体はなかなか温まらないのです。もともと血液には、酸素や栄養素を全身に運ぶ役割があります。これは代謝と関係があります。**血液が運んだ酸素や栄養素を身体の細胞が受け取ることで、細胞が代謝を行います。**細胞に酸素や栄養素を届けるのは、全身にくまなく広がる毛細血管からにじみでた「血漿」です。

血液がドロドロで状態が悪かったり、循環が滞っていたりすれば、細胞のエネルギー源である栄養素や酸素が届かず、身体全体の代謝が落ちてしまいます。また、血液には細胞から出る老廃物を回収する役割もあるため、滞れば老廃物も体外へ排出しにくくなります。

血液が不足しているとスムーズに熱エネルギーを全身に運ぶことができず、毛細血管の先まで血液がなかなか届かず、身体が温まらなくなり冷えを招きます。

熱は血液によって全身へと運ばれる

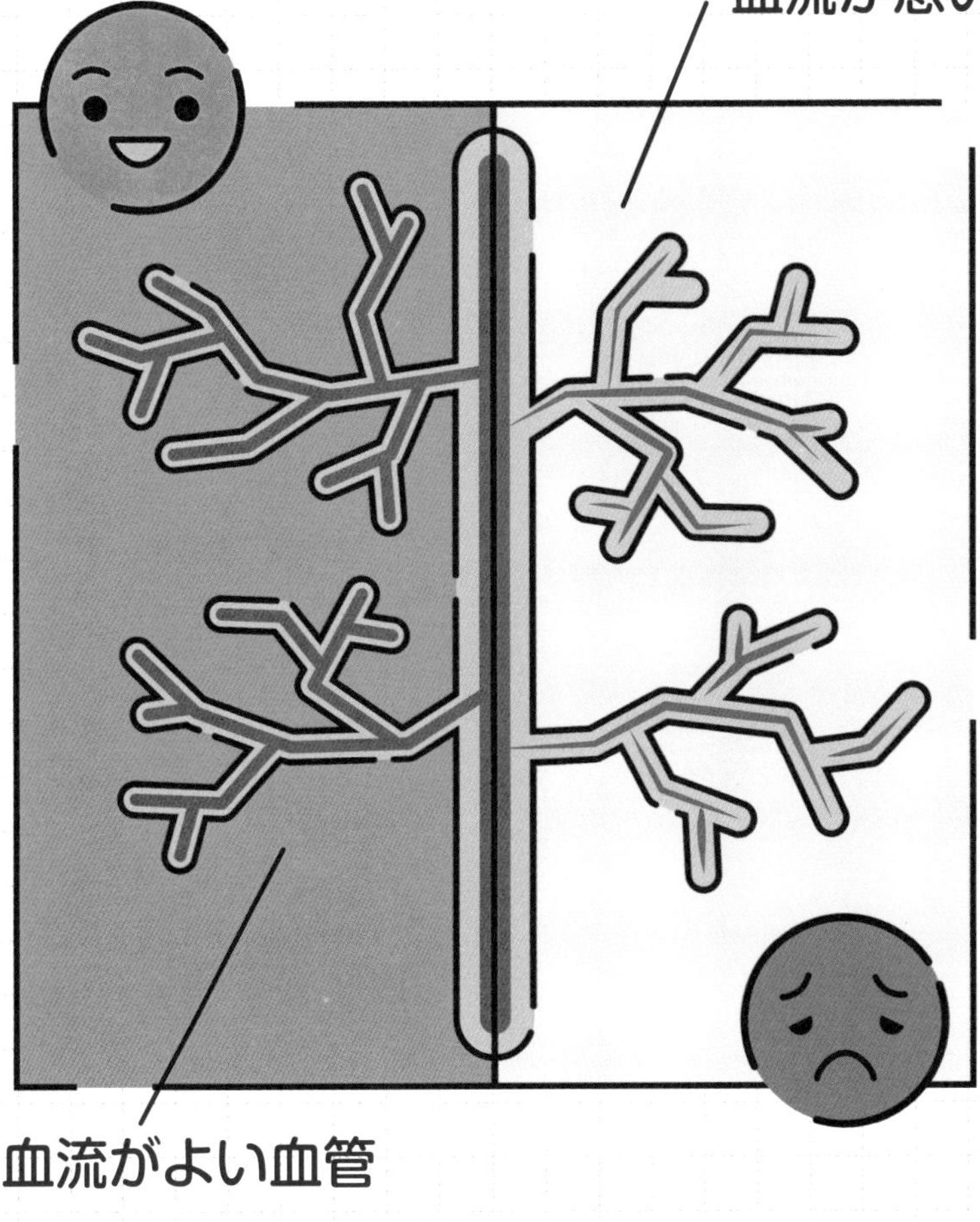

血液の流れない「ゴースト血管」に注意！

人間の血管のうち、95～99%は毛細血管です。毛細血管は、太い血管から枝分かれして、体中のあらゆる臓器や器官に張り巡らされています。血流が悪くなって血液が届かない状態が続くと、毛細血管はボロボロになり、最終的には消失してしまいます。人のいない街をゴーストタウンというように、血液の流れない血管を「ゴースト血管」と呼ばれています。

体温調節のしくみ③

血管の収縮・拡張、汗腺で体内の熱を調節

脳の視床下部にある視索前野は、体温調節の司令塔として、身体のあらゆる部分に指令を出しています。全身の熱を守ったり、放熱して体温を下げたりするとき、血管や汗腺が活躍します。外気温が低下したとき、顔や手を触ると冷たいと感じるでしょう。これは、寒さを感知した視索前野が全身の血管に指令を出し、**皮膚表面に近い血管を収縮させ、血液が流れる量を減少して身体の内部に血流を集め、熱を外に逃がさないように**、身体が反応しているのです。寒さで顔色が悪くなるのも、こうしたしくみによって起こっている現象です。

逆に外気温が高く、**暑いときには、血管は身体の内部の熱を身体表面に運び、血管を拡張させて放熱する**はたらきもあります。

外気温が上がり、暑くなると汗をかきますが、これは視索前野が全身の汗腺にはたらきかけて行われています。**汗が出ると身体の表面が濡れ、濡れた水分が蒸発する際に、気化熱となって身体表面の温度を低下させる**のです。

熱を守る・逃がすしくみ

熱を逃がすとき

血管を通して身体の内部の熱を身体表面に運び、血管を拡張させて放熱します。汗を出して身体の表面を濡らし、水分が蒸発する際の気化熱で身体表面の温度を下げます。

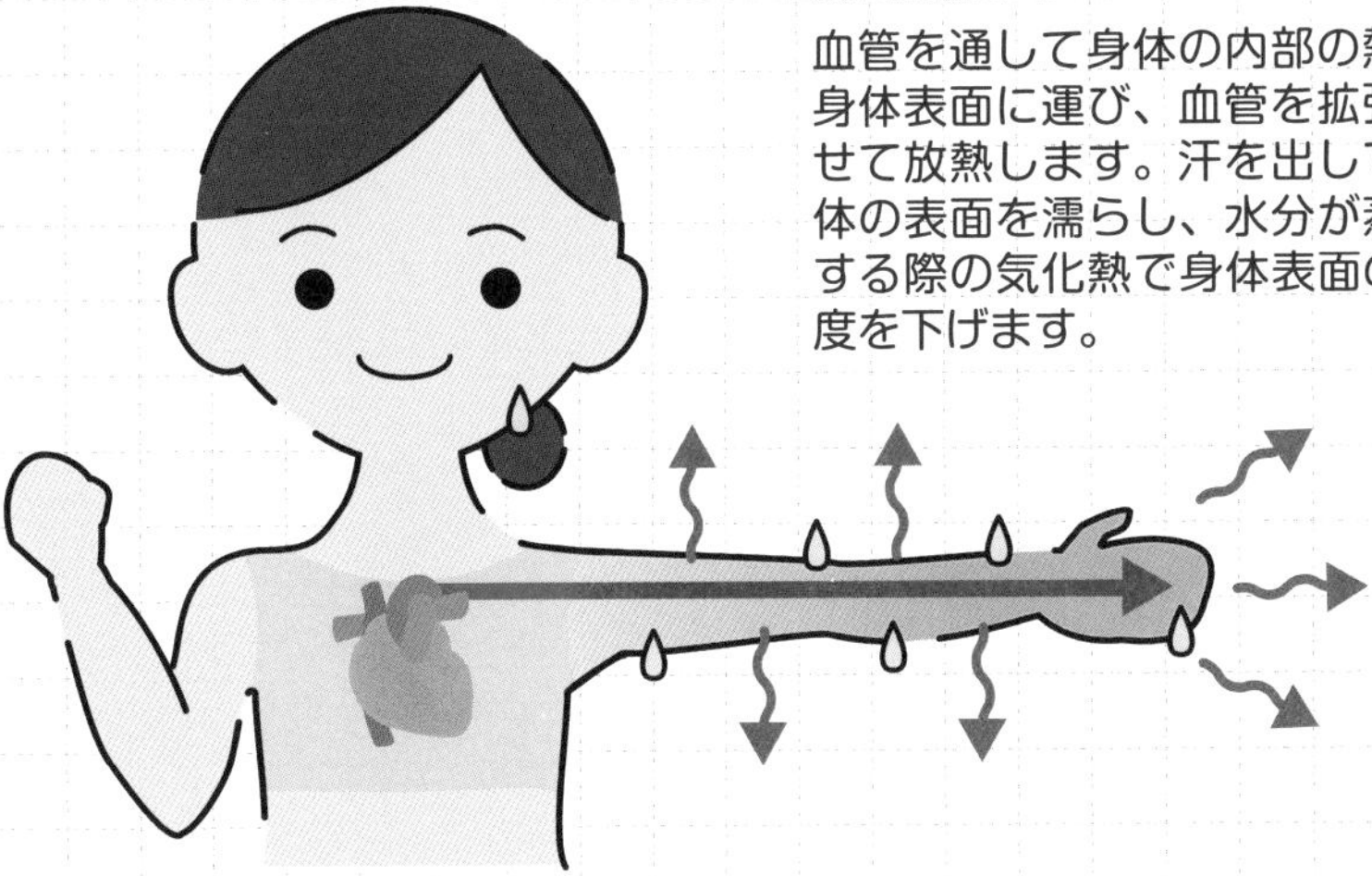

熱を守るとき

皮膚表面に近い血管を収縮させ、血液が流れる量を減少して身体の内部に血流を集め、熱を外に逃がさないようにします。

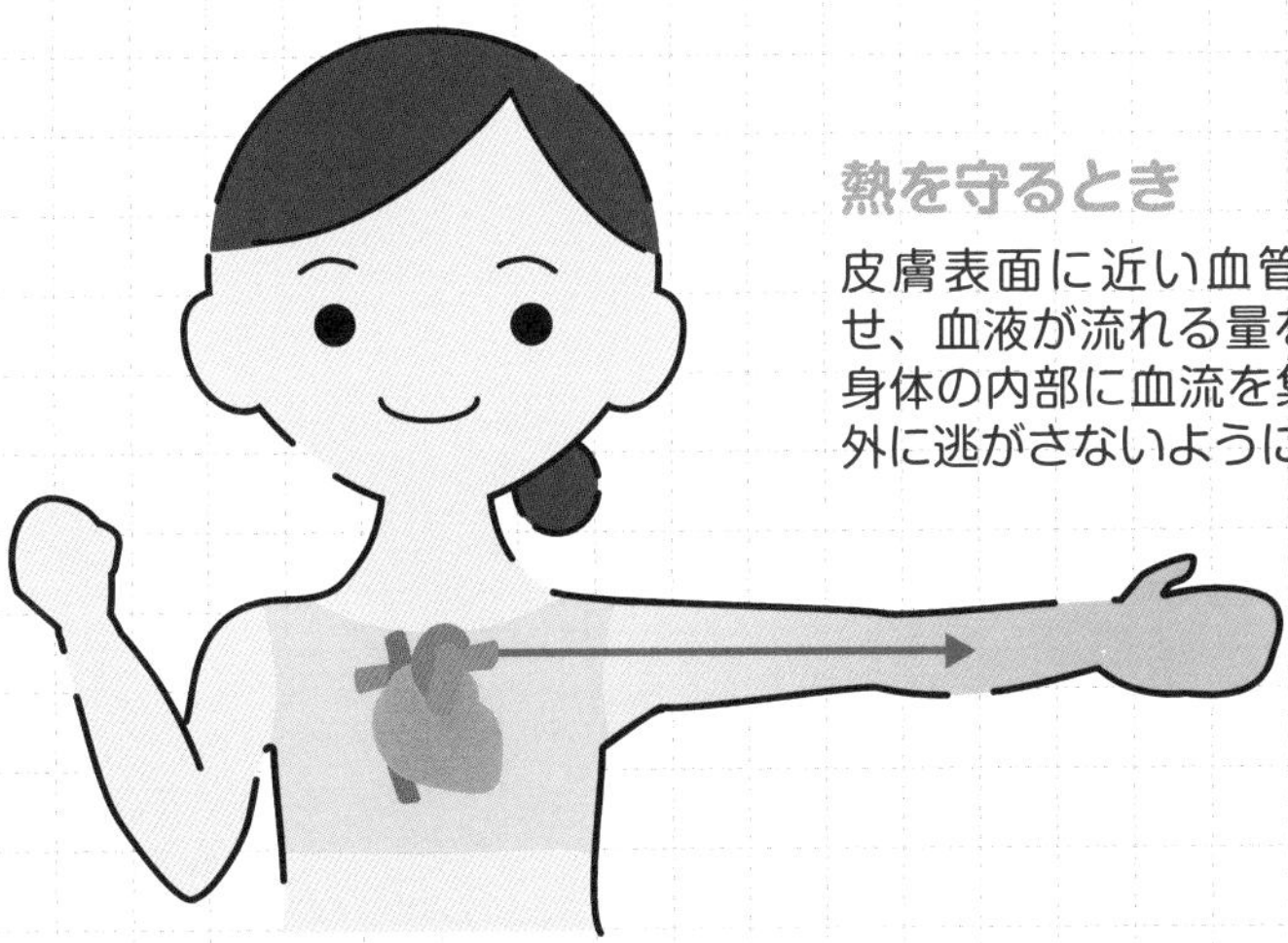

第2章

冷えとり習慣
―生活習慣編―

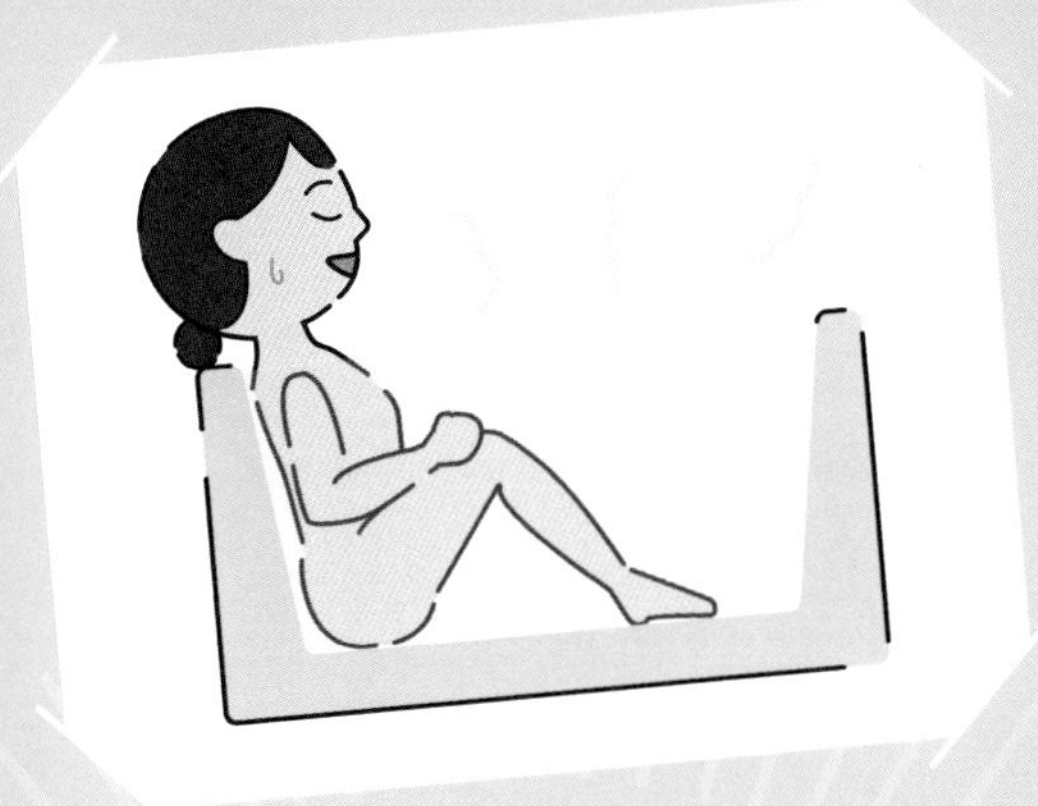

この章では、主に生活習慣から
冷え症を改善します。
一日の過ごし方、季節ごとの過ごし方を見直し、
ご自身のペースで生活習慣を整えてください。
冷えは冬だけの悩みではありません。
身体と自然のリズムを調和させ、
一年を通して冷え症を改善させましょう。
毎日の入浴や睡眠も大切です。

養生

無理をせず心身を大切に生活して健康になる

「養生」とは、「健康に気を配ること、病気の手当てをすること」とされています。この健康に気を配ること、つまり**病気にならない身体づくりを追求することが、東洋医学の最大の特徴**といえるでしょう。

養生については、二千年以上前に書かれた中国伝統医学書『黄帝内経・素問』に、既に詳しい記述があります。『黄帝内経・素問』は、人間の身体のしくみや病理、治療法などをまとめて解説した中国最古の医学書です。四季それぞれに合わせた暮らし方、食事の内容や食べ方、労働、睡眠、娯楽、性生活、さらに精神のあり方などが、人間の健康に大きな影響を及ぼすことを説いています。

その中に「飽食や激しい刺激を受けたり、過度の労働をしたりすると疲れてしまう。**春夏秋冬、陰陽の変化の中にあって、人間が病気になる原因は、体力の使用、飲食、労働、精神の使用を過度に行うこと**である」という一節があります。「陰陽」とは、対立する「陰」と「陽」が常に変化しながら互いのバランスを保っているという考え方です。こここでは、「欲のままに暴飲暴食を繰り返し、働き過ぎて常に睡眠不足でいると、五臓六腑は疲弊して病気になる」と、警告しているのです。

また、「昔の人と比べて、今の人が長生きできないのは、不摂生が過ぎるからだ」という一節もあります。二千年前の中国では、不摂生や贅沢な暮らしができるのは、一部の特権階級の人だけでした。ところが現代は普通の一般庶民でも、昔の人に比べれば贅沢で不摂生な暮らしができます。だからこそ養生を心がけないと、身体と心の健康を維持することが難しい時代なのです。

また『黄帝内経・素問』には、身体と心の関係も**「七情（喜、怒、思、悲、憂、恐、驚）の動きが過ぎると、臓腑を傷つけ病気になる」**と、書かれています。要約すると、精神は貪欲やあらぬことを妄想せず、安らかな状態を維持することが大切。そのような心で生活すると、気が調和・充溢し、病気を寄せつけないというわけです。

二千年前の中国と比べて、私たちが生きる現代社会は、ストレスだらけといえるでしょう。しかし、精神的に安定して生活ができれば、ストレスに負けることなく、心も身体も健やかでいられます。そのためには、季節や時間などから生まれる自然のリズムに合わせて、適度に食べ、働き、眠ることが大切になるのです。

一日の過ごし方

子午流注を心がけて健康な身体を手に入れる

東洋医学には、**「子午流注」**という考え方があり、いわゆる体内時計を意味します。「子午」とは時刻を意味し、24時間を2時間区切りで分けて干支を割り振ったもの。「流注」とは体内の血や気の流れを意味し、各臓器を活発にするために順番に巡っています。流注である12本の経路は、肺経→大腸経→胃経→脾経→心経→小腸経→膀胱経→腎経→心包経→三焦経→胆経→肝経の順番でつながり、終点の肝経から再び始点の肺経に戻ります。これと時間を組み合わせたものが、東洋医学の「時間医学」です。

つまり、**体内時計に合わせた生活を心がけることによって、血流が促進されて健康度が高まり、病気になりにくくなる**というわけです。まさに、人間の生理機能と自然のリズムとを合わせた古代の時間治療学といえるでしょう。

しかし、現代では体内時計に合わせて生活するのは難しく、これが心身のリズムを狂わせ、さまざまな不調の原因の一つとなっています。できる範囲でかまわないので、今の生活に自然のリズムを取り入れてみてください。

「子午流注」は東洋医学の体内時計

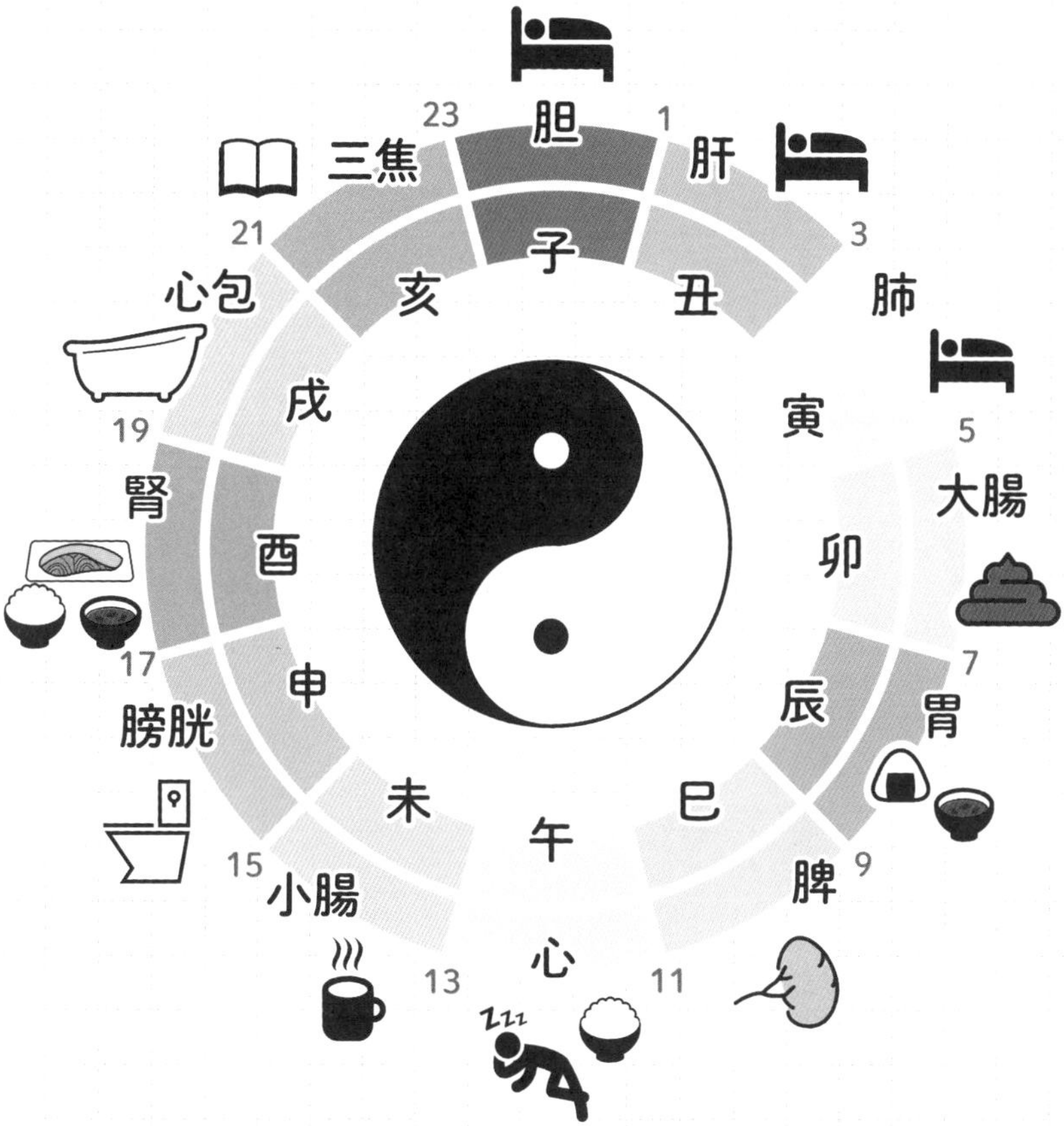

過ごし方

23時～1時［子の刻］
23時までに寝ると心身に効果的

胆の力を養う時間帯です。胆は、消化器官の一部でもあり、「肝が据わる」という表現があるように、気力や度胸にも深くかかわっています。また、24時は陰が一日の中でもっとも強くなるので、23時までに寝ると、人を癒やす陰の力を最大限に補うことができます。

↓

1時～3時［丑の刻］
質のよい睡眠が疲労回復を助ける

肝のはたらきがいちばん盛んな時間帯です。肝（肝臓）は人体の解毒器官であり、全身の血液が肝に集められ、老廃物が浄化されて新鮮な血液がつくられます。この時間帯に質のよい睡眠をとると、肝のはたらきが活性化して疲労物質の分解が高まるため、翌日に疲れが残りません。

↓

3時～5時［寅の刻］
新しい一日は呼吸から始まる

肺のはたらきが活発になる時間帯であり、一日の始まりでもあります。身体の中が目覚め、新しい一日を始める準備が行われます。全身にある経路は肺に集まり肺から始まります。それは、呼吸こそが生命の要だからです。目覚めたら朝日を浴びて深呼吸をしましょう。

←

5時～7時［卯の刻］
快便のために朝一杯の水を飲む

デトックス機能をもつ大腸が活性化する時間帯。このタイミングで排便するのが理想的です。規則正しい排便は腸内環境を整え、腸内環境が良好だと免疫力がアップして健康になります。朝の快便のためには、起き抜けにコップ一杯の水や白湯を飲むことをおすすめします。

↑

7時～9時［辰の刻］
朝食にはご飯と味噌汁の和食を

胃のはたらきが盛んになる時間帯。排便して胃腸がすっきりした後、血流が胃や消化器に集まってくるので、一日の中で食事をするのにもっとも適した時間帯といえます。朝食をとると身体が目覚めます。おすすめは「気」の元となるご飯と、血液の原料となる味噌汁の和食です。

↑

9時～11時［巳の刻］
朝食の栄養が脳に届き脳が活性化

脾のはたらきが活発になり、朝食の消化をサポートします。また、朝食をとることで、脳の栄養になるブドウ糖が脳に届き、脳が活性化されます。さらに、この時間帯は気や血が動く時間帯でもあるので、頭も身体も動きやすくなり、高いパフォーマンスが期待できます。

←

子午流注の

11時～13時［午の刻］
昼食後は15分の昼寝でリフレッシュ

心が活性化する時間帯。正午は陰陽の転換点になるため、この時間帯に昼休みをとるのがベストです。とくに昼食後、15分から30分ほど昼寝をすることをおすすめします。心臓を一日の折り返し地点で休ませてあげると、午後からもしっかりと血流を全身に送り出すことができます。

↓

13時～15時［未の刻］
食べたものの栄養吸収に適した時間帯

小腸のはたらきが盛んになり、栄養吸収に適した時間帯。食べ物を消化し、水穀の精微（気・血・水の原料となる飲食物の栄養素）と不要なものに分別します。小腸の経路は、視覚や聴覚にも影響するので、目や耳を休ませるのもよいです。昼寝は15時までにとどめましょう。

↓

15時～17時［申の刻］
水分をとって尿意はがまんしないこと

膀胱が活発になる時間帯。尿意をがまんするのはNGです。15時のおやつの時間なので、お茶で水分をとってトイレに行くようにすると、デトックスにも血流改善にも効果的です。また、背骨のストレッチをすると、膀胱経が活性化して慢性病の予防にも役立ちます。

←

17時～19時［酉の刻］
血流を補う食材の夕食で陰にスイッチ

腎のはたらきがいちばん盛んな時間帯。陽から陰に切り替わる時間帯でもあり、この切り替えがうまくいかないと、翌日に疲れが残ってしまいます。そうならないために、19時までに仕事を終わらせて、血流を補う食材（豆乳、豚肉、トマトなど）を使った夕食をとりましょう。

↑

19時～21時［戌の刻］
心と身体を癒やし快眠への準備に入る

心包経が活性化する時間帯。夕方から減ってきた陽気がさらに減少し、陰気が増えていきます。一日の疲れを癒やし、質のよい睡眠に向けての準備に入る時間帯です。これ以降、飲食は控えて臓腑を休ませ、ヨガやストレッチ、入浴などでリラックスしましょう。

↑

21時～23時［亥の刻］
臓腑を休ませてゆっくりと過ごす

三焦のはたらきが活発になる時間帯。三焦は、血流を生み出し運ぶ器官です。身体を癒やす陰の力がピークに向かう時間帯なので、臓腑を休ませてゆっくりと過ごし、三焦のはたらきを促しましょう。お腹が空いて眠れない場合は、「はちみつ生姜レモン」がおすすめです。

一年の過ごし方

四季の流れにうまく乗って心身を整える

日本には四季があります。私たちは、**四季の移り変わりに合わせて、ホルモンバランスや自律神経を調節**しています。東洋医学の基本的な考え方は、自然のリズムに合わせて身体を調和していくことです。この調和ができなくなると、体調を崩し、病気や症状が出てきてしまうのです。

季節の変化について「立夏」や「立冬」という言葉を聞くことがあるかもしれません。これらは**「二十四節気」**といい、日照時間の変化から1年を24等分し、約15日ずつに分けた暦です。それぞれの暦には特徴的な陰や陽などの「気」があり、暦や季節に合わせた生活の知恵が古くから伝わっています。

二十四節気の考えから、春夏秋冬について、それぞれの季節におすすめの冷え症改善についての過ごし方をご紹介しましょう。**一年を通して冷えを防ぐ生活を心がけることで、徐々に体質改善に向かいます。**そして、体調が整うだけでなく、心の状態や精神も安定させることができるでしょう。

「二十四節気」による季節のサイクル

冬 立冬（11月7日ごろ）
～大寒（1月20日ごろ）

春 立春（2月4日ごろ）
～穀雨（4月20日ごろ）

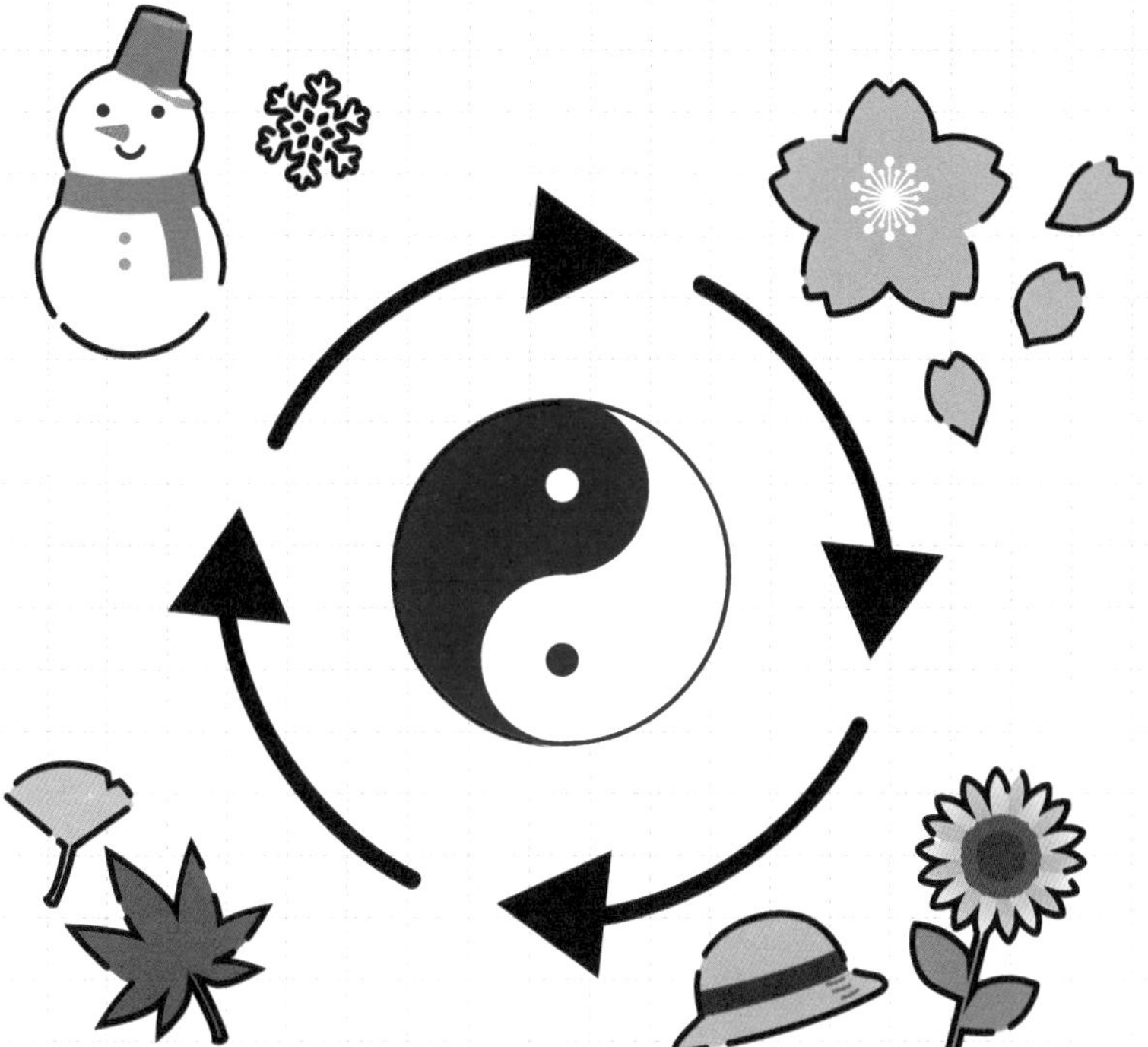

秋 立秋（8月8日ごろ）
～霜降（10月23日ごろ）

夏 立夏（5月5日ごろ）
～大暑（7月22日ごろ）

春の過ごし方

早朝ウォーキングで自律神経の乱れを整える

冬の寒さが和らぎ、植物が芽吹く春。陰のピークである冬に蓄えたエネルギーが、植物の芽吹きのように勢いよく放たれていくのが春の特徴といえるでしょう。ただし、生まれたてのエネルギーなので暴走しやすく、成長しようとする一方で、バランスを崩しやすい時期でもあります。

一般的に、**春は自律神経が乱れる季節**といわれるのはこのせいです。春なのに気持ちが落ち込む、めまいや耳鳴りがする、ひどい眠気に襲われる、ソワソワして落ち着かない、動悸がするなど、春先に体調を崩したことがありませんか？　これは、自律神経の乱れによる不調といえます。

全身の気の流れを整え、自律神経のはたらきを調整しているのは「肝」です。西洋医学において、身体の中で血液をいちばん蓄えているのは肝臓ですが、東洋医学でも**「肝は血を蔵す」**というほど血液と深い関係にあります。春はこの肝のはたらきが弱まるのです。ただし、**血がたっぷりと肝に蓄えられている人は、ダメージは最小限で済みま**

す。

しかし、血液が不足している人は、もともと肝が弱っている上に季節的な不調が重なり、負のスパイラルに陥ってしまいます。冬の間、寒さで滞っていた血流が、暖かさでゆるんで勢いよく流れることに、身体がついていけなくなるのです。これが、春に自律神経が乱れる原因の一つといわれています。対策としては、**無理をしない**ことです。「春眠暁を覚えず」といいますが、眠気は身体が季節の変化に追いつけず、休息を求めているサインです。眠たいときは眠ってもかまいませんが、**自律神経の乱れを整えるためには、できる範囲で規則正しい生活を心がけましょう。**

日が暮れたら、リラックスしてのんびり過ごす。ベッドに入る時間が遅くなったとしても、朝は早起きをすること。そして、自然の中を散歩すると、春の芽吹きのエネルギーを浴びることができます。東洋医学ではエネルギーのことを「気」といいますが、春は**気が身体の内側から外に向かって発散されるので、締め付けない、ゆったりとした服装**をすると、エネルギーの発散が邪魔されません。髪型も長髪の人は結んだりせず、そのまま自然にしていたほうがいいといわれています。身体の内側から湧き出てくるエネルギーを遮らず、のびのびと生活することが大切です。

一方で、春は一日の寒暖差が激しく、身体が冷えて風邪を引きやすい季節でもあります。締め付けない、ゆったりとした服装を基本に、**腹巻きやタイツ、カイロなどを利用して身体を冷やさない工夫**をしましょう。

また、春のうちに始めておきたいのが、**夏に向けての体温調節ができる身体づくり**です。昔は今のように冷房がなかったので、汗をかくことによって身体は自然と暑さに順応していました。ところが、今は昔に比べて汗をかく機会が減り、体温調節がうまくいかず、熱が身体にこもって、のぼせたり熱中症で倒れたりすることもあります。冬の間、運動不足になっている人は、春から軽い運動や入浴などで汗をかける身体にしておくと、夏に熱中症になるのを防げます。

冒頭で春は心身のバランスを崩しやすい季節だと述べましたが、本来春は新陳代謝の季節です。心も身体もいらないものをデトックスして、新しいことを始めるのに一年の中でもっとも適した時期だといえます。**日照時間の増加とともに、やる気ホルモンや幸せホルモンの分泌も増えて、ポジティブなエネルギーが溢れてきます。**誰もがチャンスをつかみやすいよう、自然の力が助けてくれる春という季節の特徴をうまく利用して、やりたいことや挑戦したいことを大切に、人生をよりよい流れに調和させていきましょう。

春の過ごし方

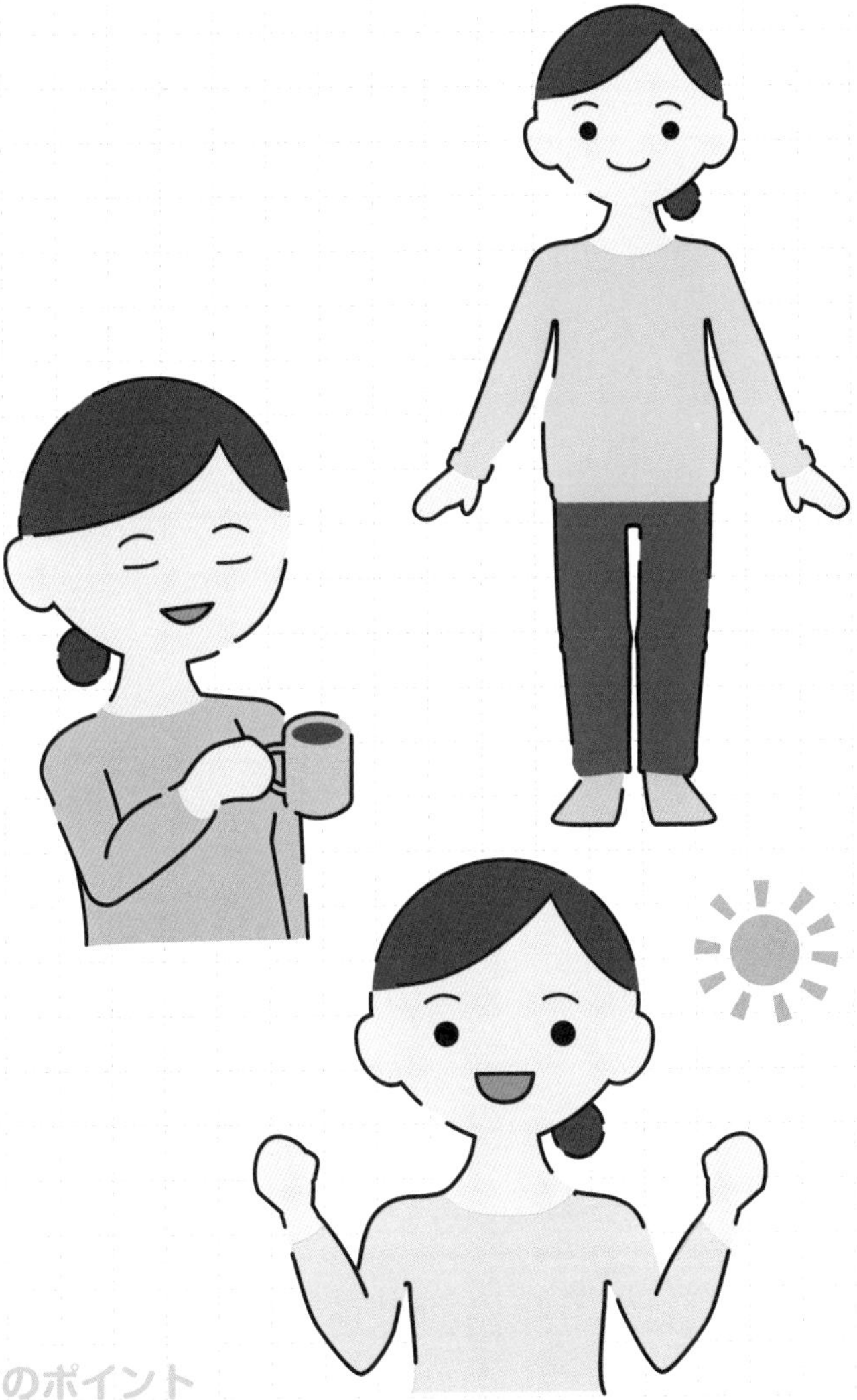

過ごし方のポイント

・春は自律神経が乱れやすい季節
・不調の出ている場合は無理をしない
・リラックスをしながら規則正しい生活を
・ゆったりした服装にし、身体を締め付けない
・夏に向けての体温調節ができる身体づくりを心がける

夏の過ごし方

蒸し暑い夏は冷え体質を改善する最大のチャンス

夏は万物がもっとも活発になる季節。花が咲き乱れ実となっていきます。エネルギーも満ちて元気になっていく時期なので、この勢いに乗って活動的な生活を楽しむのもいいでしょう。ただし、ここで注意しなければならないことがあります。血流不足や冷え症の人にとって、暑い夏は過ごしやすい季節に思えますが、じつは不調が出る方も多いのです。

夏の養生については、**梅雨入り前の爽やかな初夏の時期と、梅雨入り後の湿度の高くジメジメとした蒸し暑い時期に分けて考えます**。とくに梅雨入り後の気候は、暑いだけでなく湿度も高い不快な状態が続くため、身体に負担がかかります。人間には適応能力があるので、常夏で湿度の高い状態が続いていれば慣れてきますが、日本は一年に一度の夏だけです。そのため身体への負担が大きく、血流不足や冷え症の人は、そのダメージがさらに深刻になります。

まず爽やかな初夏の過ごし方について説明しましょう。二十四節気では5月から夏となります。**気候の影響による身体のトラブルは出にくい時期ですが、反対に出てくるのがいわゆる「五月病」と呼ばれる精神的な疲れ**です。症状としては、不眠、疲労感、めまい、食欲不振、胃痛、無気力、動悸、息切れなどがあげられます。

症状が出てからは、休息をとる、リラックスや気分転換をするという対症療法がメインとなりますが、東洋医学では**五月病は胃腸を労わることで予防**します。やる気の「気」は胃腸でつくられるため、胃腸が弱っているとやる気が出なくなってしまうのです。対策はシンプルで、食べ過ぎないこと。休日に夕食だけを抜く「プチ断食」や、一週間夕食だけを抜く「一週間夕食断食」などが効果的です。

次に梅雨入り後の本格的な夏の過ごし方ですが、東洋医学には**「冬病夏治」**という言葉があります。これは**冬の病気は夏の間に治しましょう**という意味です。「冬病」と呼ばれる冷え症、喘息、気管支炎、リウマチなどは、冷えや寒さによって悪化します。寒い時期、冷え症が出る頃になると、身体は自身を冷えから守り、温めることだけに集中してしまいます。そうなると、身体そのものに治療の余裕がなくなり、冷え症を根本から治すことができません。

冷え症に悩む人は、靴下を何枚も重ねて履いたり、カイロを貼ったり、温かいお茶を飲んだり、身体を温めるためにさまざまな方法を試していると思います。しかし、冬に一生懸命体を温めても、これはあくまでも対症療法です。根本的に冷え症は改善していないので、冬の間はいつも温め続けなければなりません。

そんな冷えの悪循環を断つには、夏の過ごし方が大切になります。冷えの根本原因は血流不足です。血液には熱を運ぶはたらきもあり、血流が不足すると熱が身体にいきわたらず冷えにつながるのです。血流不足を解消するには、**夏の間に血を増やす食事をとる**ようにしましょう。とくにおすすめなのが、韓国でも夏によく食べられる**「参鶏《サムゲ》湯《タン》」**です。**参鶏湯に使われる鶏肉、高麗人参、栗、もち米、ナツメ、松の実などは胃腸の調子を整え、血液を補う力が強く、血流不足の人にはもってこい**です。

また、今や夏になると、どこでも冷房が効いています。薄着で過ごし、冷たい飲み物や身体を冷やす食べ物をとると、場合によっては冬よりも内臓が冷えて、臓器のはたらきが落ちてしまいます。**夏こそ温かい食べ物や温めグッズで身体が冷えないように注意し、夜は湯船に浸かって一日の冷えをリセット**しましょう。

そして暑くて寝苦しい夜は、質のよい睡眠のために、がまんせず冷房をつけてください。ただしその場合は、長袖長ズボンのパジャマ、腹巻き、春物の掛け布団などを用意し、暖かくして寝るのが夏の冷え対策のポイントです。

夏の過ごし方

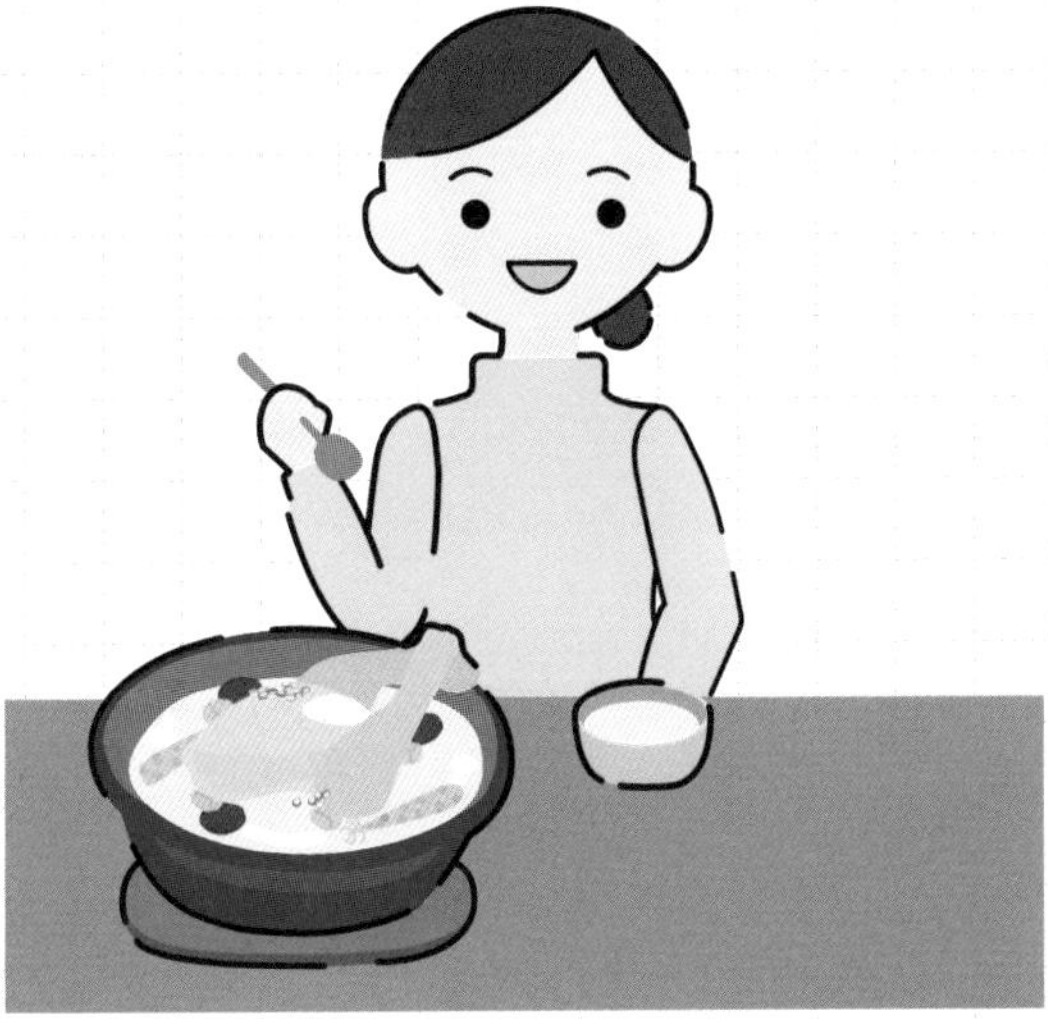

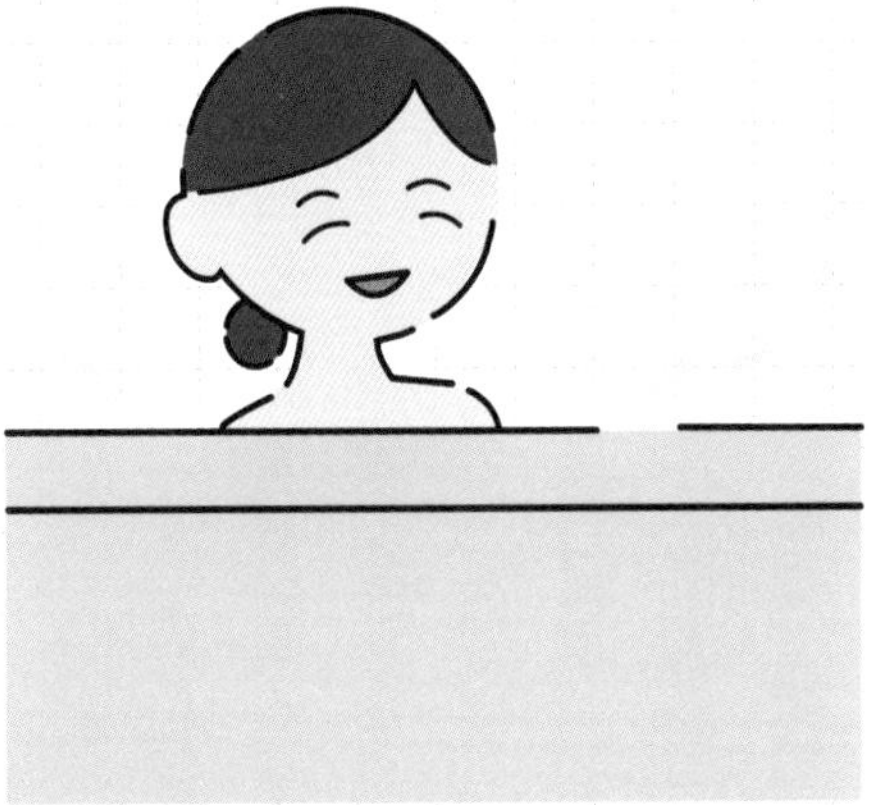

過ごし方のポイント

・胃腸をいたわって五月病予防
・夏の間に血液を増やす食事をとる。参鶏湯がおすすめ
・薄着、冷たい飲み物や身体を冷やす食べ物を避ける
・温かい食べ物や温めグッズで身体が冷えないように注意
・夜は湯船に浸かって一日の冷えをリセット

秋の過ごし方

免疫力をアップさせて心と身体を鍛える

秋は万物が収束していく季節。自然界のすべてのものが熟して実り、安定してくる時期です。これは作物の収穫だけに限りません。春から積み重ねてきたことや頑張ってきたことなどが、「収まる」ことにも通じ、成長が止まり調整するという意味もあります。

徐々に寒くなって陽から陰に向かう秋冬は、冷え症の患者数も増加します。陰陽の主役が入れ替わると、心身の状態も変わってきます。夏の暑さが続いていると思うと、全体的な服装が薄着になってしまいます。夕方に冷えを感じたときに使用する、ストールや薄手の上着などを用意しておくとよいでしょう。気温が下がってくると乾燥が進み、この**乾燥にどう対処していくかが、秋を快適に過ごすポイント**となります。なぜなら、秋に重要になる臓器は呼吸器の「肺」であり、乾燥にとても弱いからです。**肺の乾燥は免疫力の低下**につながります。実際、喉や気管支の粘膜が乾燥すると、粘膜による自浄作用が失われ、風邪を引いたり感染症にかかりやすくなったりします。

また、**秋に増えるのが便秘**です。肺と便秘は関係ないように見えますが、肺は他の臓器とも関係が深く、とくに皮膚と大腸とのつながりが強いといわれています。つまり、東洋医学において、**秋の便秘は大腸の乾燥によって引き起こされる**のです。

人の身体は、自然の流れやリズムと同調しています。春から夏にかけて外に向かって「気」を発散していたのが、秋口からは内に向かい始めます。気が内に向かうということは、同時に悪いものも入りやすくなるということです。そして、これは心の状態にも当てはまります。心が乾燥している状態だと、心の免疫力も低下するので、悪いものを自分の内側に招き入れてしまうのです。

秋になると、なんとなく物悲しい気持ちになってきませんか？ **「冬季うつ」**という言葉を聞いたことがある人も多いと思います。これは季節的な原因で起こる「うつ」のことです。**秋冬になると日が短くなるため、太陽の光によってつくられる幸せホルモンが減り、人によっては気分が落ち込みやすくなる**のです。「冬季うつ」は、じつは自然のリズムに同調しやすい人ほどかかりやすく、いわゆる心が乾燥している状態といえますので、秋の過ごし方を工夫して対策しましょう。

とにかく**心身の免疫力を高めるためには、乾燥対策が必須**です。加湿器やマスクを積極的に利用するのはもちろん、テーブルにコップ一杯の水を置いておくだけでも乾燥対策になります。さらに、コップの水にアロマオイルを垂らすと、心が潤うリラックス効果も得られて一石二鳥。アロマオイルは、殺菌効果のあるユーカリやティーツリー、シダーウッドなどがおすすめです。また、「芸術の秋」「読書の秋」ともいいますが、**自分の好きな本を読んだり映画や演劇を観たり、美術館巡りをしたりするのも心が潤い豊かになります。**

そして、ふだんから**太陽の光をしっかり浴びる習慣をつけておく**と、「冬季うつ」になりにくくなり、気持ちが落ち込むのを防ぐことができます。天気がいい日は少し早起きをして、**日光浴をしながらウォーキングをすると、心も身体もすっきり**します。ウォーキングなどの軽い運動や筋トレは血流アップにも効果的です。

秋は「肺」の季節ですが、これは呼吸も意味します。ヨガや座禅、瞑想でも「調身（身体を整える）、調息（呼吸を整える）、調心（心を整える）」という流れが基本であり、呼吸は身体と心をつなぐものだと考えられてきました。また呼吸は血流をよくすることに直接的に効果があります。秋に気持ちが落ち込んでくるのは自然なこと。自分の努力が足りないからではありません。気持ちが内向きのときこそ、自分の内面を見つめるのに適した状態といえます。古くからの教えにならい、**呼吸に意識を向けて、ヨガや座禅、瞑想をしながら、自分の内面を見つめてみましょう。**

秋の過ごし方

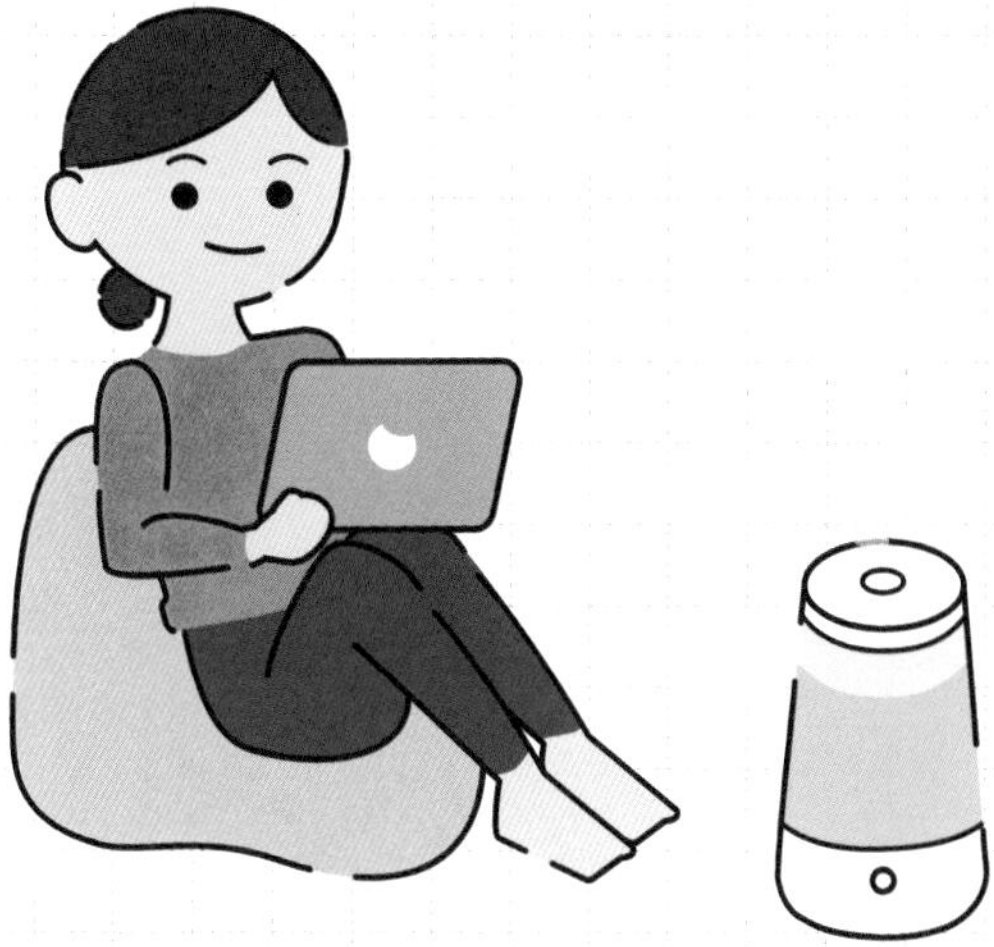

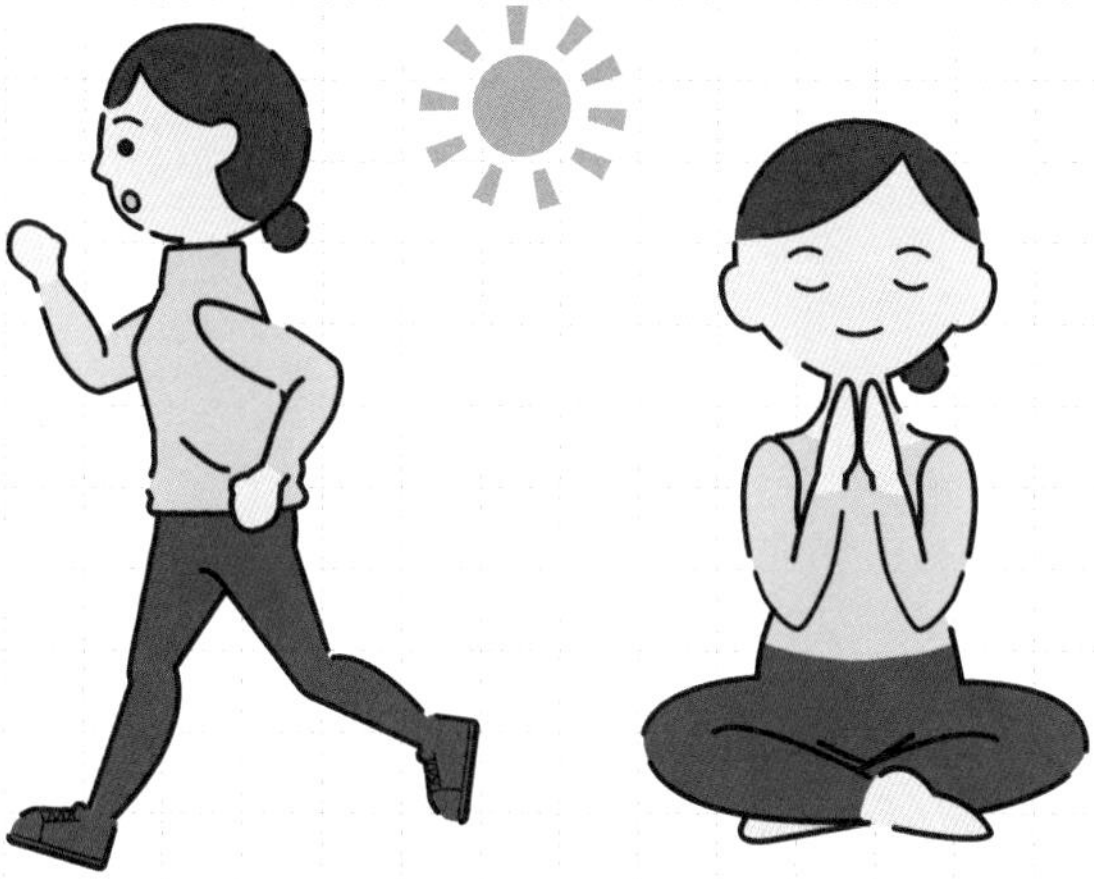

過ごし方のポイント

- 乾燥対策をする
- 便秘に注意する
- 趣味や好きなことで心に潤いを与える
- 日光浴をしながらヨガやウォーキング

冬の過ごし方

徹底的に身体を温めて生命力の低下を防ぐ

冬は万物が閉じて隠れる季節。気温が下がり、植物は枯れ、動物や虫の多くが冬眠し、大地も雪や氷に閉ざされます。**東洋医学では、冬を「閉蔵」**といい、収穫物を乾燥させ貯蓄しておく季節であることを指します。

生活面では、体力を温存するために、むやみに動かず温かくして室内で静かに暮らすことが推奨されてきました。なぜなら、昔の人類にとって、冬を越すのは大変厳しかったからです。また、秋よりもさらに太陽の光が少なくなるため、幸せホルモンも減少します。気持ちが落ち込みやすく、人によっては「冬季うつ」になることもあるので、このような過ごし方がよしとされたのでしょう。

規則正しい生活といえば、早寝早起きが基本ですが、**冬は早く寝て少し遅く起きて体力を温存**します。時計ではなく、**日の出とともに起き日没とともに休む**という自然のリズムに合わせて生活してきた人間にとって、これはとても自然なことなのです。冬は大人しく過ごすべきという印象をもちますが、じつは生命力を高めるには冬の過ごし方がとても大切になります。植物が冬に力を蓄えて春に芽吹くように、人間も**冬は生命力を蓄える時期**なのです。

冬の臓器は「腎」。東洋医学では、成長や生殖、若さを担う臓器とされています。冬は冷え症の人にとっては辛い季節となります。冷えは万病の元であり、腎が冷えると生命力が低下してさまざまなトラブルが発生します。たとえばドロドロ血があげられます。身体が冷えると、排泄臓器のはたらきが落ちて代謝が悪くなるため、身体の中の老廃物が排泄できず、血液がドロドロになりがちです。

冷え症の人は、必ずしも体温が低いわけではありません。**冷え症の人とそうでない人は、体幹部の体温（いわゆる体温）はあまり変わらない**ものの、冷え症の人は手足の先が冷たくて悩んでいる人が多いのです。冷え症が血流とかかわっているのは周知の事実。血流は全身に熱を届けるのが仕事です。気温が下がると、冷たい外気に体温を奪われないように、肌の表面や手足の先の血管を収縮させて末端を流れる血流を減らし、体幹部の体温を保とうとします。これが冷え症のメカニズムです。つまり、**冷えは熱を身体の末端から中心に集めて生命を守る、身体の防御システムの一つ**ともいえます。しかしながら、冷えは万病の元となります。少しでも身体の負担を軽くするよう、冷え症を改善していきましょう。

具体的な方法は、とにかく温めること。3つの首といわれる首、手首、足首を、マフラーやレッグウォーマーなどを活用して集中的に温めましょう。外気に触れる太い血管を温めることで体温の低下を防ぎ、温かい血液を手足の先まで届けることができます。そして、とくに**注意したいのが腰の冷え**です。生命力の元となる腎にストレスがかかるので、腹巻きやカイロを活用して温めることが非常に重要です。さらに、冷え対策にうってつけなのが入浴（P70）です。シャワーだけで終わらせるのではなく、ゆっくりと湯船に浸かって温めましょう。できればミネラル分が豊富なバスソルトの入浴剤を活用すると、発汗効果が上がりよく温まります。

生命力が高まる食材には、**黒豆や黒ごま、黒きくらげ、玄米、海苔などの海藻類、なまこ、なめこ、山芋など、色の黒いもの、ネバネバしたもの**が知られています。

春夏秋冬それぞれの養生はいずれも大切ですが、冬の不養生は生命力の低下に直結し、とくに春に不調が出やすくなります。逆にいえば、**冬は冷え予防を徹底することで、生命力を高めることができる季節**。身体を冷やさないように過ごしましょう。

冬の過ごし方

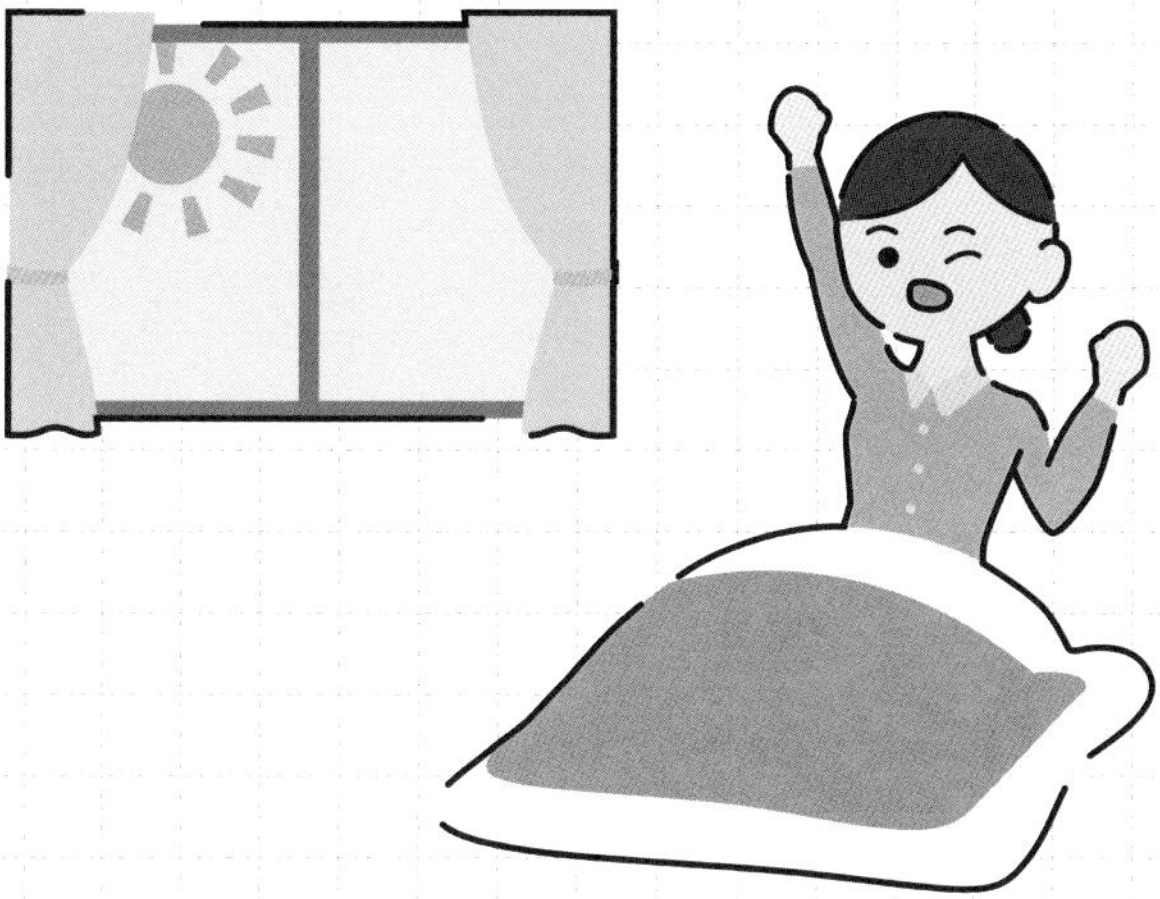

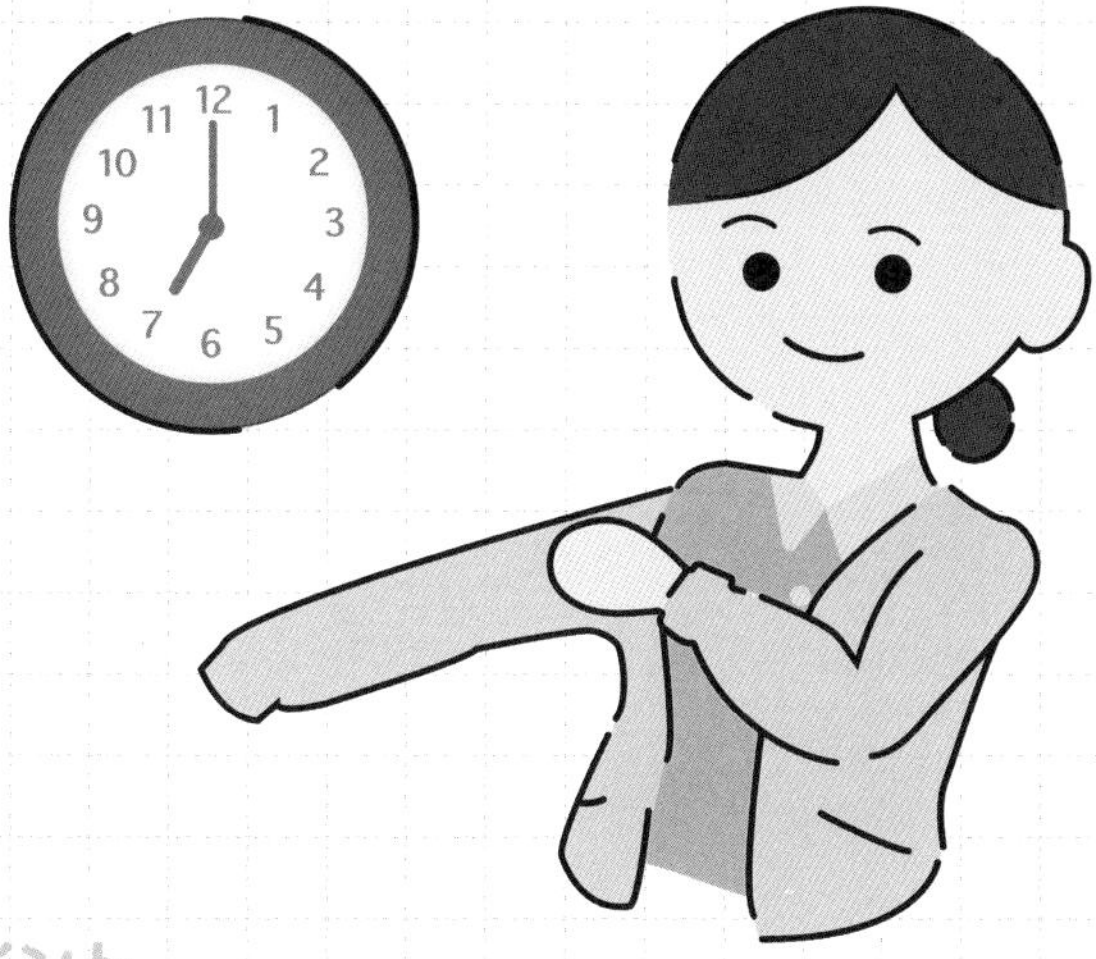

過ごし方のポイント

- 早く寝て少し遅く起きて体力を温存する
- 首、手首、足首を温める
- 腰を冷やさないように注意する
- 湯船に浸かって身体の芯まで温める

入浴

39度以下の湯船に浸かり副交感神経に切り替える

冷え症に悩む人におすすめしているのは、**毎日かならず湯船に浸かって温まること**です。忙しいときや疲れているときは、シャワーだけで済ませたくなりますが、それでは身体の芯まで温まりません。特に外出したときなどは、身体が冷えてしまっていることが多いため、一日の冷えや疲れをリセットする感覚で、湯船に浸かるとよいでしょう。ずっと室内にいた日でも、運動量が少なく、血流が悪くなっている場合もありますので、やはり血流改善の面からも湯船に浸かりましょう。

私のクリニックでお伝えしているのは、**39度以下の湯船に30分以上浸かる「全身浴」**です。ぬるいと感じる人もいらっしゃるかもしれませんが、身体を**副交感神経に切り替えることができる温度が39度**なのです。日中は交感神経が優位な状態になっていますので、睡眠の質を高めるためにも副交感神経への切り替えが大切になります。

たとえば40度や42度など、熱めの湯船に浸かるほうが短時間で温まるように思えるかもしれません。しかし、**40度以上の湯船に浸かると、身体は交感神経が優位になって**

いるため、血管の収縮が起こり、湯船から上がった後に湯冷めをしやすくなってしまいます。また、温まったと感じていても、実際は温まったのは身体の表面だけなのです。

毎日30分も湯船に浸かるのは大変な人は、うっすらと汗をかくくらいまで浸かると、冷え解消に効果的です。身体から汗が出るのは、体温が1度上昇した証拠だといわれています。さらに、入浴前に軽く身体を動かしたり筋トレをしたりすると、代謝が上がり、汗が出やすくなります。

なお、全身浴で心臓への負担を感じる人は、無理は禁物です。ほかにも**手をお湯に浸ける「手湯」、足をお湯に浸ける「足湯」**などもありますので、全身浴が難しい人にもおすすめしています。服を着た状態でできますのでお手軽です。こちらもお湯は39度以下が望ましいですが、手湯や足湯は温度を調節するのが手間ですので、**浸けたときに心地よいと感じる程度のお湯**がよいでしょう。また、腰までお湯に浸かる「半身浴」は、心臓への負担は全身浴よりも軽くなりますが、首、肩、背中が冷えてしまいますので、避けましょう。

入浴のタイミングは、就寝の1〜2時間前がベストです。そして、入浴後はストレッチをするとさらに血行がよくなり、老廃物や余分な水分が排泄されて、肩こりやむくみも解消されます。

入浴法①

全身浴

39 度くらいのぬるめのお湯に 30 分ほどゆっくりと浸かる「全身浴」がよいでしょう。肩や首まで浸かって温まりましょう。

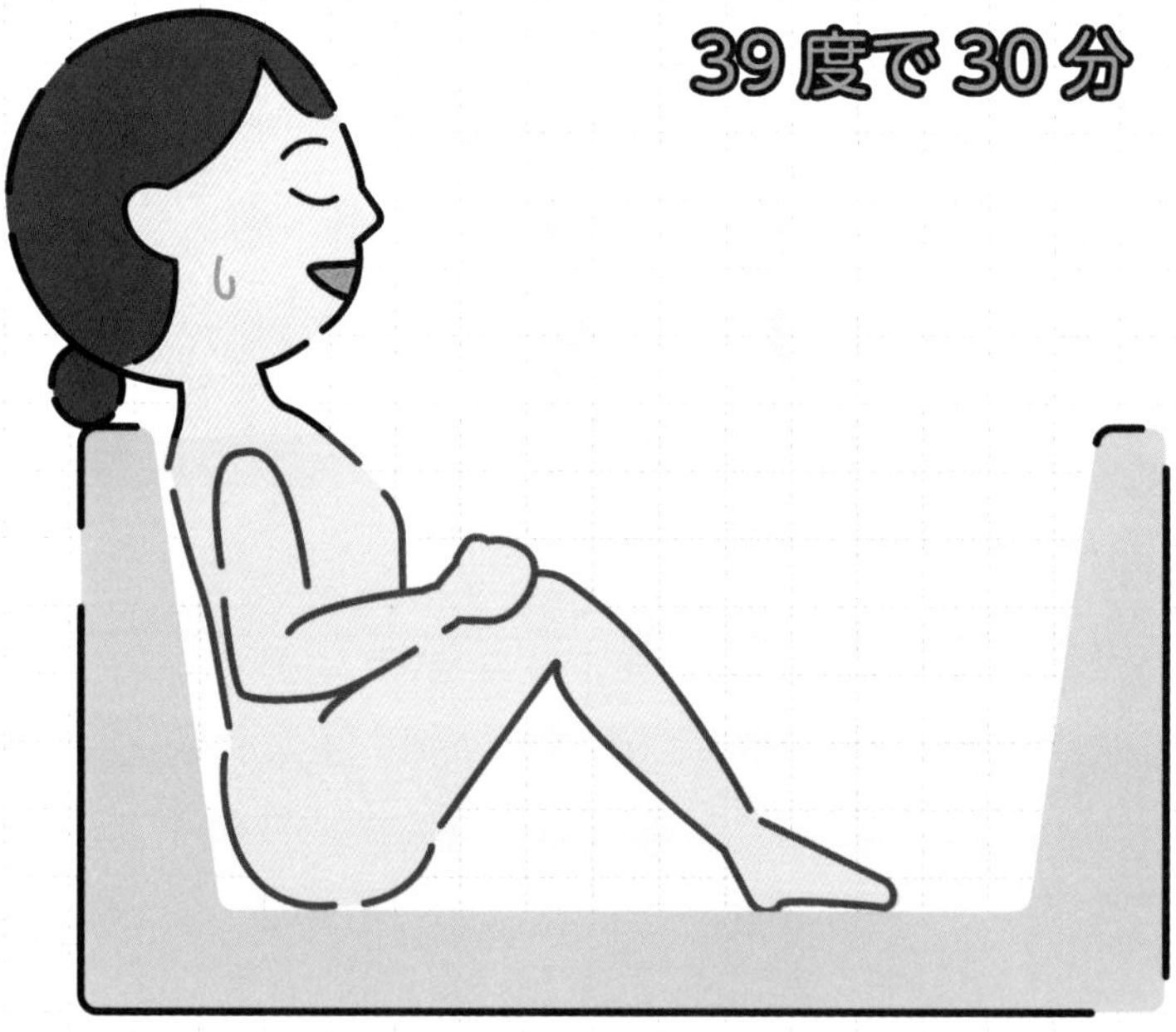

入浴法②

手湯

洗面器に心地よいと感じる温度のお湯を入れて、5〜10分間手首の上まで浸けます。手首をしっかり温めるようにしましょう。また、P107の手のツボを刺激しながらマッサージするのもよいでしょう。

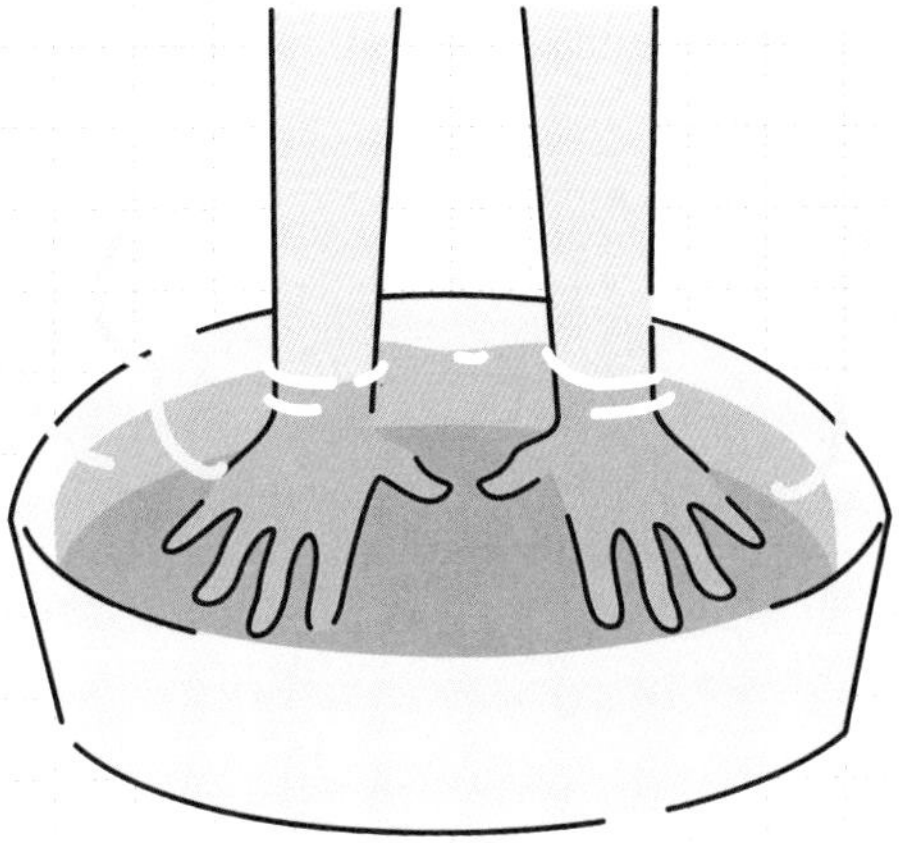

入浴法③

足湯

バケツや深い桶などに、心地よいと感じる温度のお湯を深さ20cmほど入れます。10〜15分ほど足を浸けて温まります。お湯が冷めてきたときには、温かいお湯を追加してください。

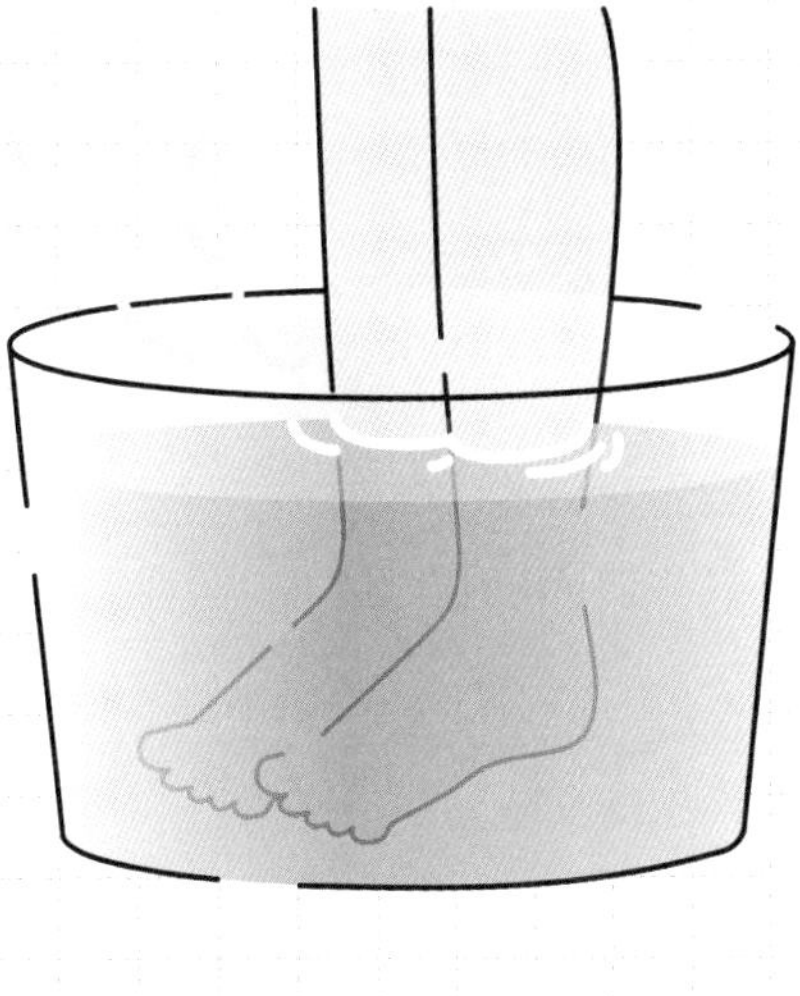

睡眠

自然のリズムに合わせて起床し、23時には寝る

質のよい睡眠は、心身の疲労を回復させます。質のよい睡眠とは深い睡眠（ノンレム睡眠）のことで、体内の修復や回復を促す成長ホルモンが多く分泌されます。

東洋医学では自然のリズムを大切にしているため、季節によって朝起きる時間は多少変わってきます。昔から春は夜明けとともに、夏は夜明け前に、秋は太陽が昇る頃、冬は明るくなってから起きるのがよいといわれています。**夜は23～3時までが睡眠のゴールデンタイム**といわれていますので、遅くても23時にはベッドに入りましょう。また、この時間に寝ることは、「子午流注」から血流の改善に効果があると考えられています。

睡眠の質を上げるために、**夕食は睡眠の約3時間前、入浴は1～2時間前に済ます**のがおすすめです。要注意なのが、ベッドに入ってからのスマホです。ブルーライトは交感神経を刺激して入眠を妨げるので、ベッドの中でスマホを見てしまうクセがある人は、手の届かないところに置いて寝るようにしましょう。

夕食と入浴の時間を調整して寝つきをよくする

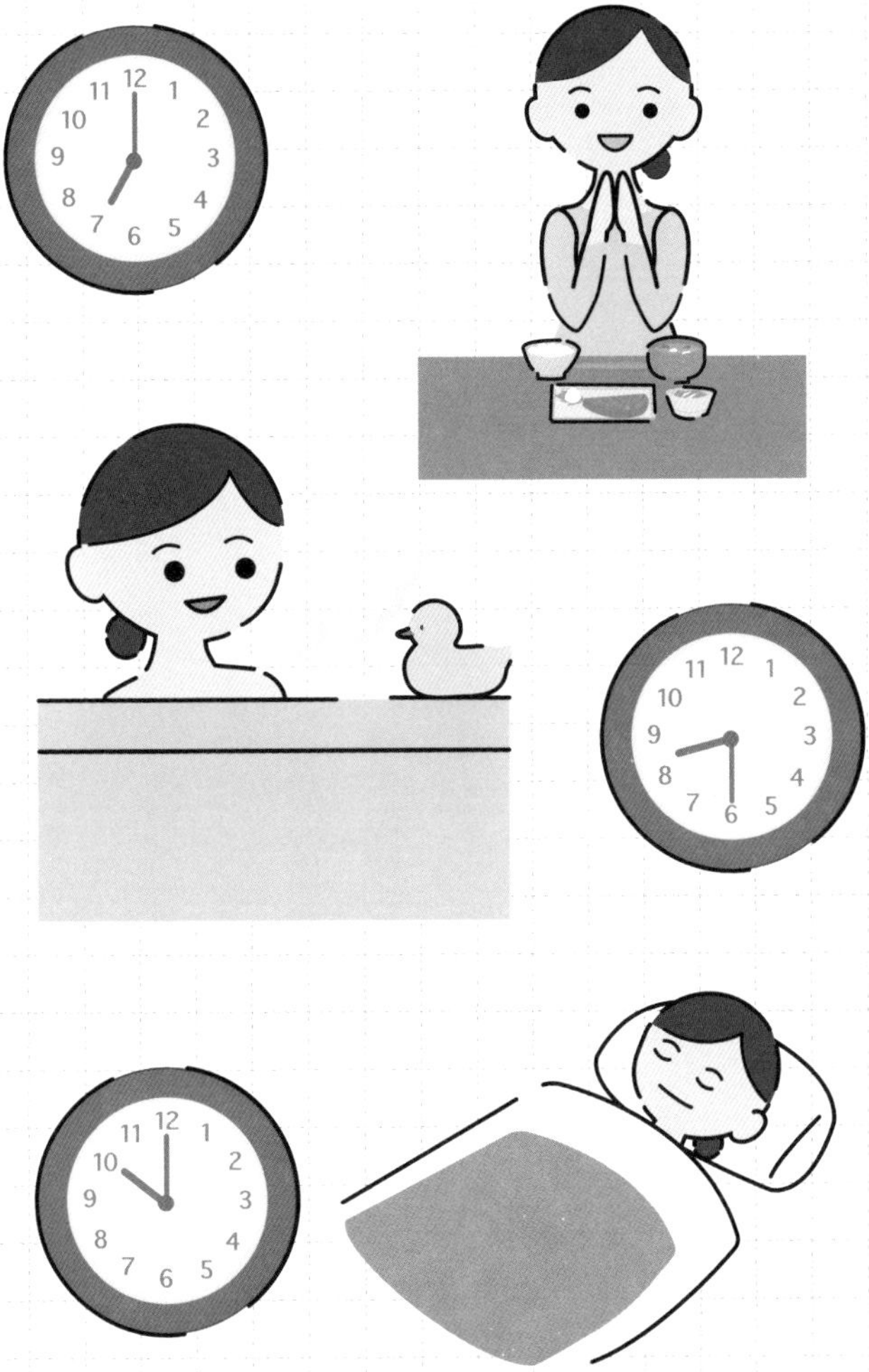

寝るときのポイント

・夜は 23 ～ 3 時までが睡眠のゴールデンタイム
・夕食は睡眠の約 3 時間前、入浴は 1 ～ 2 時間前に済ませる
・ベッドの中ではスマホを見ない

快眠のために寝室の環境や寝具を見直す

質のよい睡眠のためには、寝室の環境や寝具選びも大切なポイントです。日本には四季があるので、室温や湿度を季節に応じて調整する必要があります。**夏は室温28℃前後、湿度50～60％、冬は16～19℃前後、湿度50％前後**が適切だといわれています。また、**部屋の照明は不安にならない程度の暗さ**がおすすめです。たとえば間接照明にして、徐々に暗くしていくと入眠しやすくなります。さらに、副交感神経が優位になる鳥のさえずりや川や海などのせせらぎといったヒーリングミュージックは、リラックス効果が期待できます。

そして、寝具の中で**もっとも重要なのが枕**です。**身体のS字カーブ（後頭部～首・胸、胸～腰）が、バランスよく支えられるもの**が快眠につながります。マットレスの硬さも要チェックです。身体に対して柔らか過ぎても硬過ぎても腰痛の原因になるので、慎重に選びましょう。素材に関しては、**就寝中の発汗、温度変化に対応できるよう吸湿性、保温性のよいものがベスト**です。

睡眠によい寝室をつくる

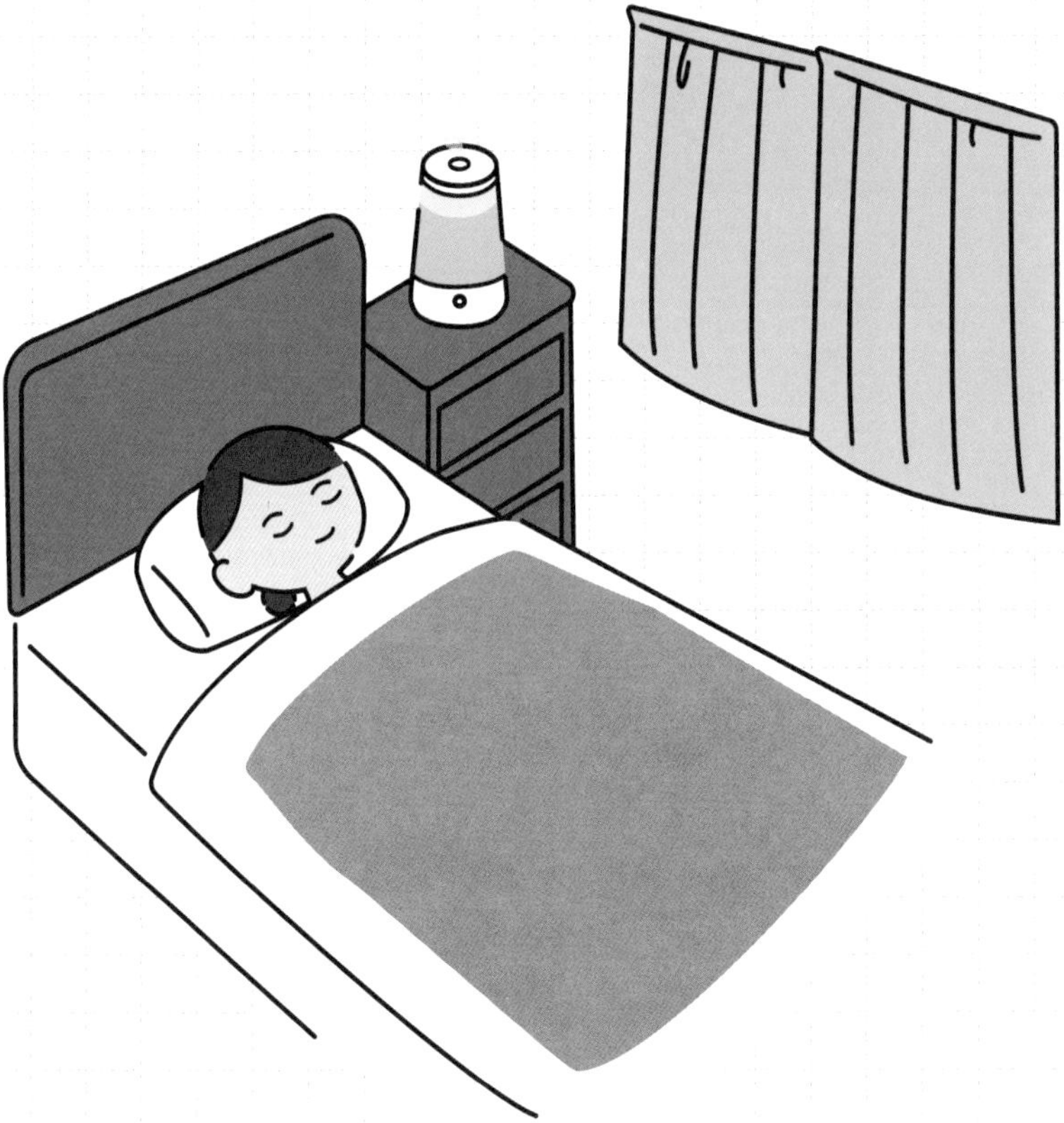

寝室や寝具のポイント

・夏は室温 28℃前後、湿度 50 ～ 60%にする
・冬は 16 ～ 19℃前後、湿度 50%前後にする
・枕とマットは、身体のS字カーブ（後頭部～首・胸、胸～腰）が、バランスよく支えられるものにする

温めグッズ

太い血管を温めて末端まで効率よくぽかぽかに

身体の外から温める方法で、いちばん簡単なのが**腹巻き**です。腹部にはたくさんの臓器があり、腸には全身のリンパ球の約70％が存在しているため、**腹部を温めると臓器が活性化し免疫力が上がります**。もちろん、腹部には太い血管がたくさんあるので、温めることで血流がよくなり冷えも解消されます。また、**使い捨てカイロ**も手軽に使えるアイテムの一つです。**腹部、腰、肩甲骨の間などに貼ると、全身が温まります**。

そして、太い血管といえば、「3つの首」と呼ばれる首、手首、足首があげられます。この3カ所は、体表近くに動脈が走っているので、3つの首を温めると効率的に冷えを解消できます。**首にはストールやマフラー、末端冷えタイプの人は外気にさらされないように、手首には手袋やリストウォーマー、足首には靴下やレッグウォーマー**で温めましょう。

ふだんのファッションに関しては、下半身に血液や熱が巡るように、下半身を温める頭寒足熱コーデがおすすめです。下半身を温めれば、全身がぽかぽかになります。

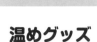

「3つの首」首、手首、足首を温める

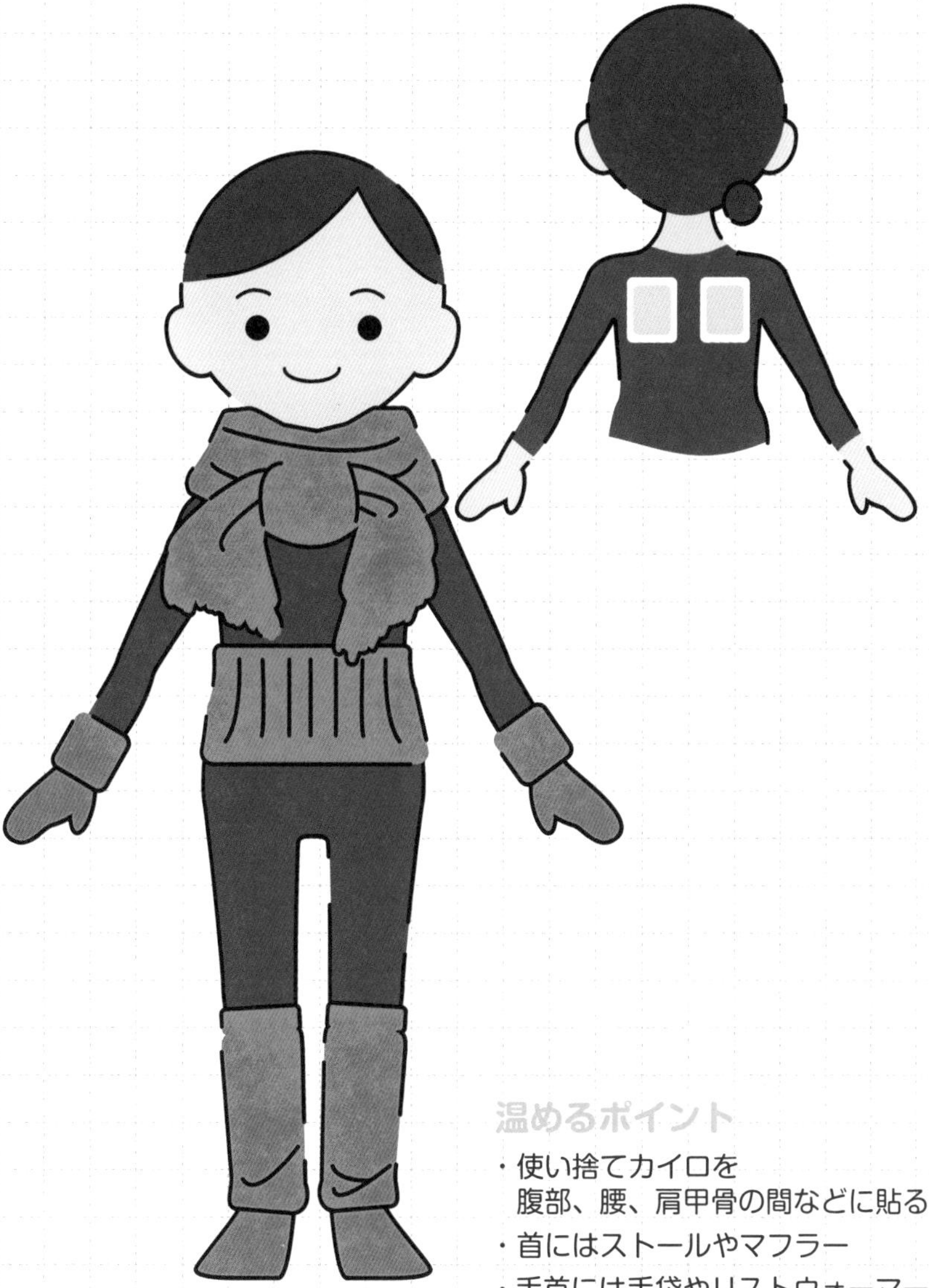

温めるポイント

・使い捨てカイロを
腹部、腰、肩甲骨の間などに貼る
・首にはストールやマフラー
・手首には手袋やリストウォーマー
・足首には靴下やレッグウォーマー

ぽかぽかグッズ

湯たんぽ（レンチンできるジェル）

お湯を沸かすのが面倒という人には、電子レンジで温めて使うものがおすすめ。とくに保温性に優れているのがジェルタイプ。比較的コストパフォーマンスもよく、繰り返し使えるためとてもエコです。

使い捨てカイロ

鉄が空気中の酸素と反応し、化学反応が起こるときに出る熱を利用したものが使い捨てカイロです。衣服に貼るタイプや、貼らないタイプがあり、さまざまな大きさのものが展開されています。

電気カイロ

冷えを感じたとき、すぐに使えて温かさが長時間持続するのがメリットです。とくに冷えが強いときは、腹巻きの上から腹部や腰に貼ると、低温やけどの心配がなく、じんわりと全身が温まります。

湯たんぽ

専用容器にお湯を入れるだけで、じんわりと心地よく長時間温かさが続きます。布団の中に入れるのはもちろん、筋肉量が多く毛細血管がたくさん通っている太ももに乗せて温めると血行が促進されます。

電気毛布

電気代が安く大きさや機能も豊富。かけ毛布や敷き毛布など布団で使う以外にも、ひざかけタイプ、着るタイプ、デスクにかけるタイプなどがあり、使う場所やシーンに制限されることなく自由に使えます。

ペットボトル湯たんぽ

厚さのある空きペットボトルに約 50 度のお湯を入れると、湯たんぽがわりになります。そのまま布団の中に入れても OK ですが、心配な場合はペットボトルにタオルを巻いてゴムで留めると安心です。

効率的に温める

肩当て（ケープ）

就寝時、首元から入る冷気を防ぎ、体温をキープする便利なアイテムです。タオルを首に巻いて代用してもOK。最近は肩まわりだけでなく、背中も温めてくれる長めのおしゃれなものなどもあります。

ドライヤー

冷えに効くツボをドライヤーで温めると、温灸と同等の効果が得られます。内くるぶし周辺(三陰交のツボ) にドライヤーの温風（弱モードで10～15cm離す) を当てると、足全体が温まります。

レッグウォーマー

足首には皮膚の表面近くに太い血管や冷えに効くツボがたくさんあり、ここを集中的に温めるのにレッグウォーマーは便利です。とくに就寝時、足裏の放熱や汗の蒸散を妨げないのがよいところ。

腹巻き

冷えの解消以外に、ダイエットや美容面にも効果が注目されています。24時間365日着けるのが理想的。夜は身体を締め付けないゆったりしたものを、昼はアウターにひびかない薄手のものがおすすめです。

靴下

寒い季節は靴下とレッグウォーマーの重ね履きが効果的。ただし、就寝時は熱がこもって質のよい睡眠が得られないこともあるので、締め付けなのない靴下にしましょう。遠赤外線効果で保温性の高い商品もあります。

ニットパンツ

腹部から腰、お尻、鼠径部までをしっかりと温めることができます。鼠径部には太い血管だけでなくリンパ節もたくさんあるので、温めると一石二鳥。シルク素材のものは吸湿性に優れ夏でも大活躍です。

第3章

冷えとり習慣
―運動編―

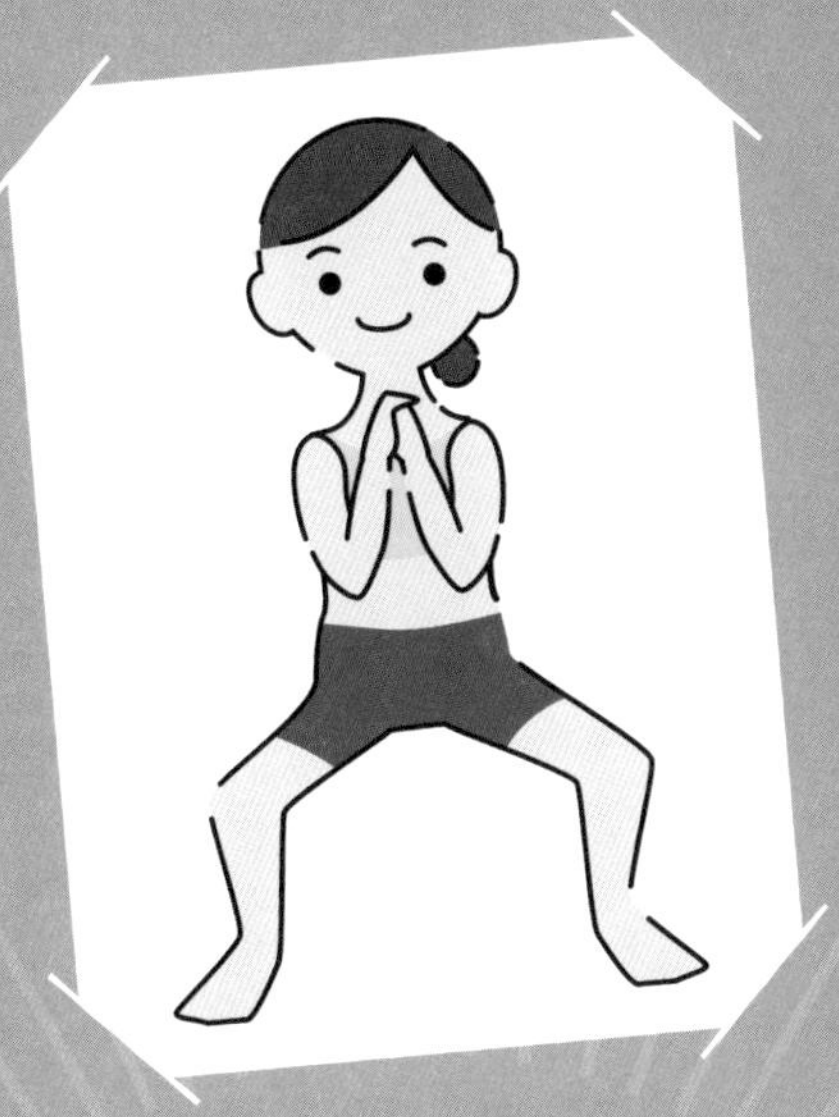

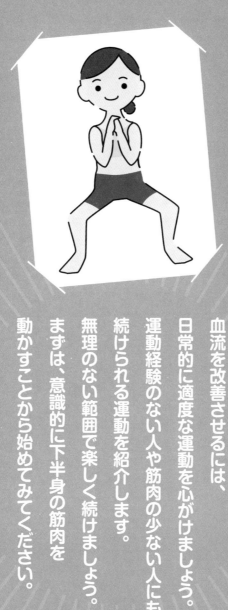

血流を改善させるには、
日常的に適度な運動を心がけましょう。
運動経験のない人や筋肉の少ない人にも
続けられる運動を紹介します。
無理のない範囲で楽しく続けましょう。
まずは、意識的に下半身の筋肉を
動かすことから始めてみてください。

運動のポイント

下半身を効果的に動かして「筋肉のポンプ」を使う

血液の流れをよくするために重要なのは、**新陳代謝を促進すること**です。もっとも効果があるのが運動です。ハードなスポーツでなくてもかまいません。とくに、これまで意識的に運動をしていなかった人が、突然身体に負荷のかかる運動を行うのは大変危険です。過ごしやすい気温の時間に散歩する習慣をつくる、一つ遠いスーパーで買い物をする、駅まで自転車を使っていたらたまには歩いてみるなど、まずはいつもより歩くことを工夫してみてください。**意識的に下半身の筋肉を動かし、「筋肉のポンプ」を使って血流を改善させましょう。**習慣にすることが大切ですから、無理は禁物です。

大切なのは、汗をかいたらすぐに拭きとることです。汗をかいたままにすると身体が冷えてしまいますので注意しましょう。外に出てのウォーキングや運動をするときには汗拭き用のタオルを忘れずに。また、下着や服なども汗で濡れているなと感じたときには着替えるようにしましょう。

下半身を動かして「筋肉のポンプ」を使って血流を改善

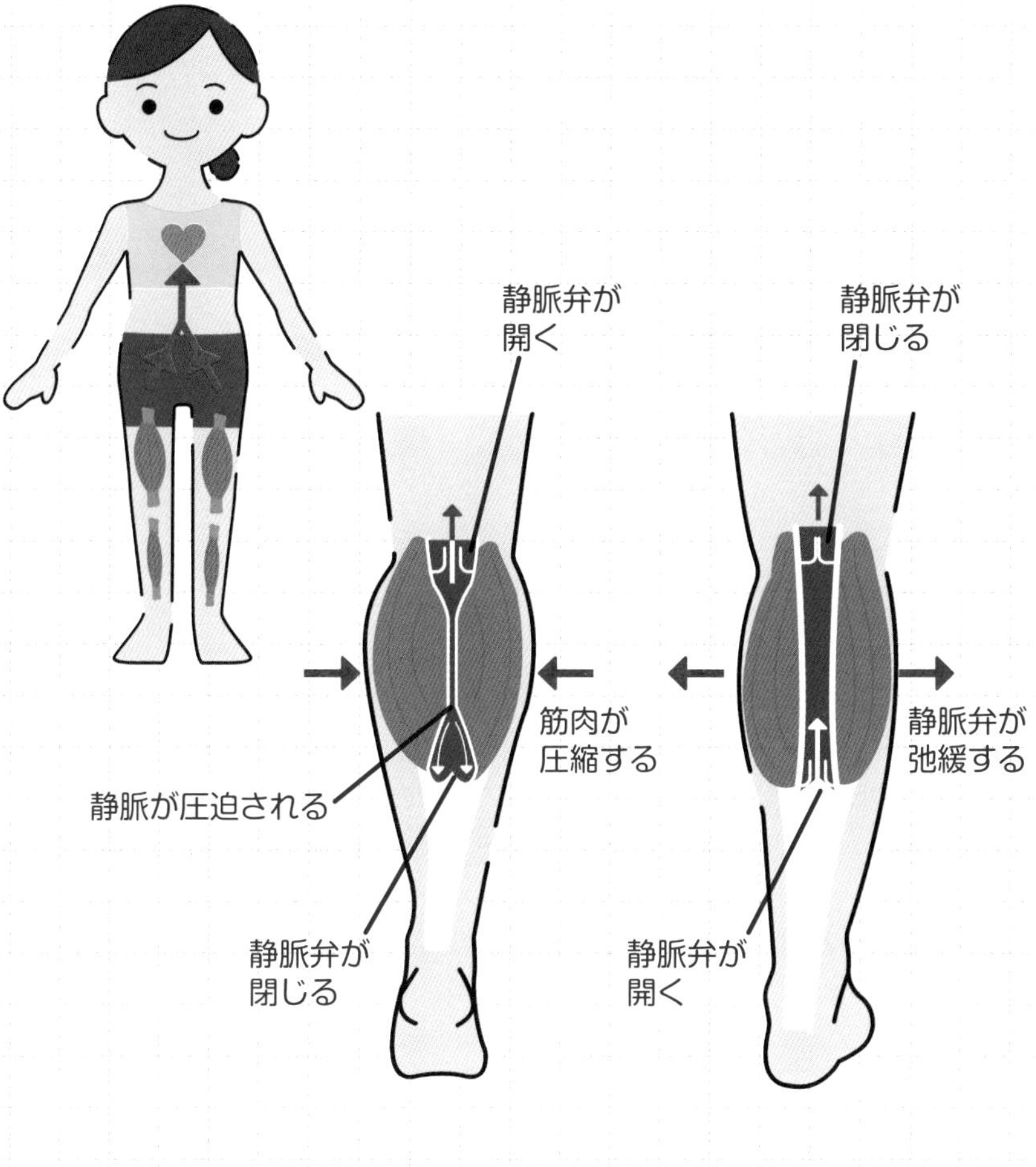

静脈弁が開く
静脈弁が閉じる
筋肉が圧縮する
静脈弁が弛緩する
静脈が圧迫される
静脈弁が閉じる
静脈弁が開く

おすすめの運動

・スクワット（P88）
・昇降運動（P92）
・ウォーキング（P94）
・スロージョギング（P96）
・ストレッチ・ヨガ（P102）

腹式呼吸

横隔膜を意識して深呼吸する

腹式呼吸はヨガや体操の前に行うとよい基本の呼吸方法です。**腹式呼吸には、自律神経を整え、血流がよくなる効果**があります。また、**リラックスする、インナーマッスルが鍛えられる、脂肪燃焼が促される、内臓のはたらきが高まる**などの利点もあります。

肺は肋骨の間にある筋肉「肋間筋」と肺の下部にある「横隔膜」に囲まれています。横隔膜は胸腔と腹腔の間にあり、自分で意識して動かすことができます。無意識に行っているのは「胸式呼吸（肺呼吸）」といい、息を吸ったり吐いたりするときに、胸のあたりが動きます。「腹式呼吸」は、横隔膜を上下させて空気を取り込むため、多くの空気を肺に取り込めます。

日常生活で自分の呼吸を意識することはないかもしれませんが、**呼吸は無意識に浅くなりがち**です。**ふだんから呼吸を深くすることに気をつけ、就寝前にも腹式呼吸をしてリラックスすること**をおすすめします。

腹式呼吸をするときの身体の断面図

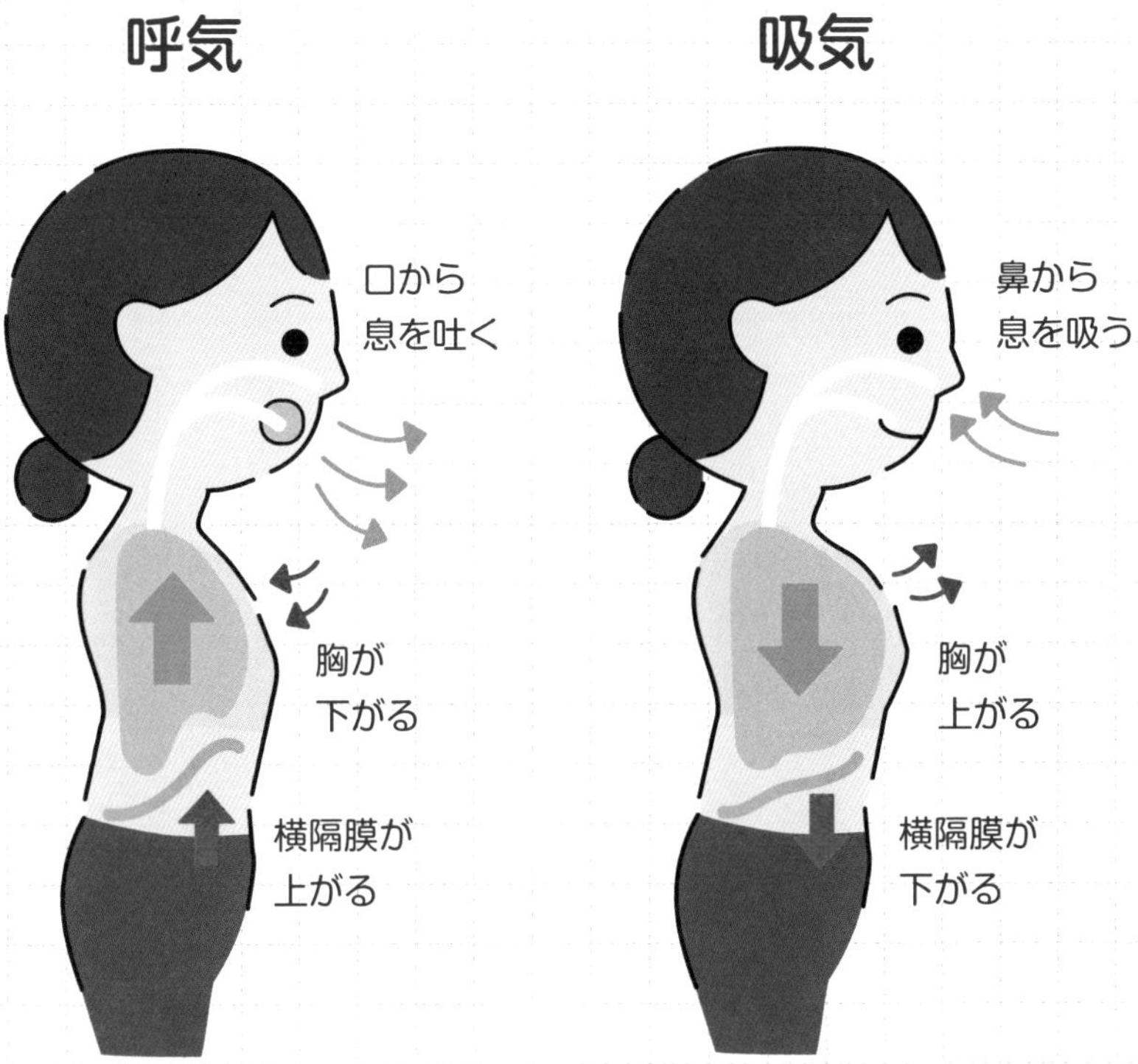
呼気
口から
息を吐く
胸が
下がる
横隔膜が
上がる
吸気
鼻から
息を吸う
胸が
上がる
横隔膜が
下がる

腹式呼吸のやり方

① 下腹部に手を当て、背中とお腹がくっつくメージで、口から 20 ～ 30 秒かけて息を吐ききります。

② 鼻から 3 ～ 5 秒かけてお腹を大きく膨らませて息を吸います。

③ ①と②を繰り返します。吐く息は口から長く、吸う息は鼻から短くを意識するとよいでしょう。

スクワット

スクワットを習慣化して効率的に運動量を増やす

スクワットは日常生活に取り入れやすい運動の一つとしておすすめです。習慣として行うには、まず行うタイミングを決めておくとよいでしょう。たとえば、歯を磨いているとき、トイレに行った後など、**日常のルーティンに組み込むと無理なく続けることができます**。

回数は、10回を1セットとして、3セットが目安です。やや少ないように感じるかもしれませんが、回数を増やし過ぎるとフォームが崩れて、けがの原因にもなります。**一回の動きを丁寧に、しっかりと行いましょう。**また、スクワットに慣れていない人はまずは1回丁寧に行ってみて、無理なく動けることを確認してから5回、10回と数を増やしてください。

また、いろいろな種類がありますので、**ご自身の身体に負担のかかり過ぎないもの**を選びましょう。体勢がぐらつく人、ひざや腰などの関節が痛む人は行わないでください。とくに「ブルガリアンスクワット」は片足になりますので、中級者向けです。

スクワット①

椅子スクワット

① 安定して動かない椅子の背もたれに手をついて立ちます。

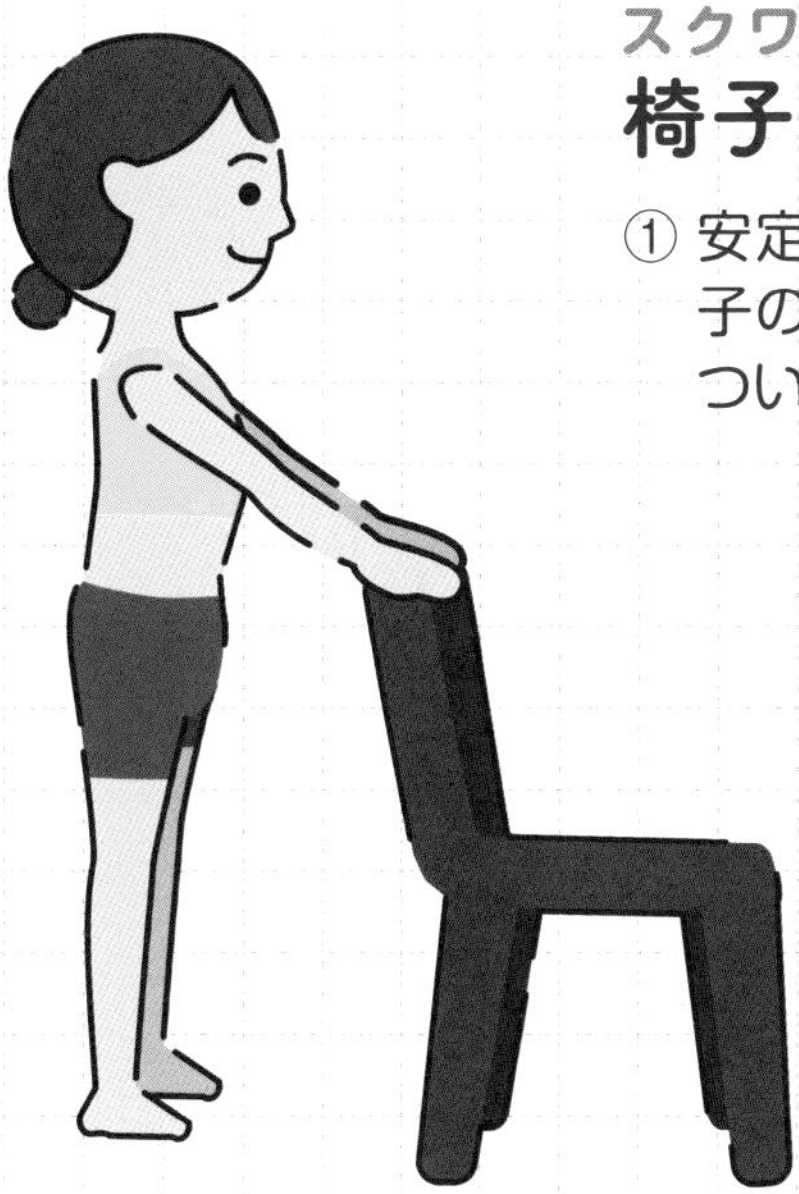

② お尻を後ろに引くイメージでゆっくりとひざを曲げます。4秒くらいかけるとよいでしょう。前かがみにならないように注意してください。無理のないところまでひざを曲げたら、ゆっくりと①の姿勢に戻ります。

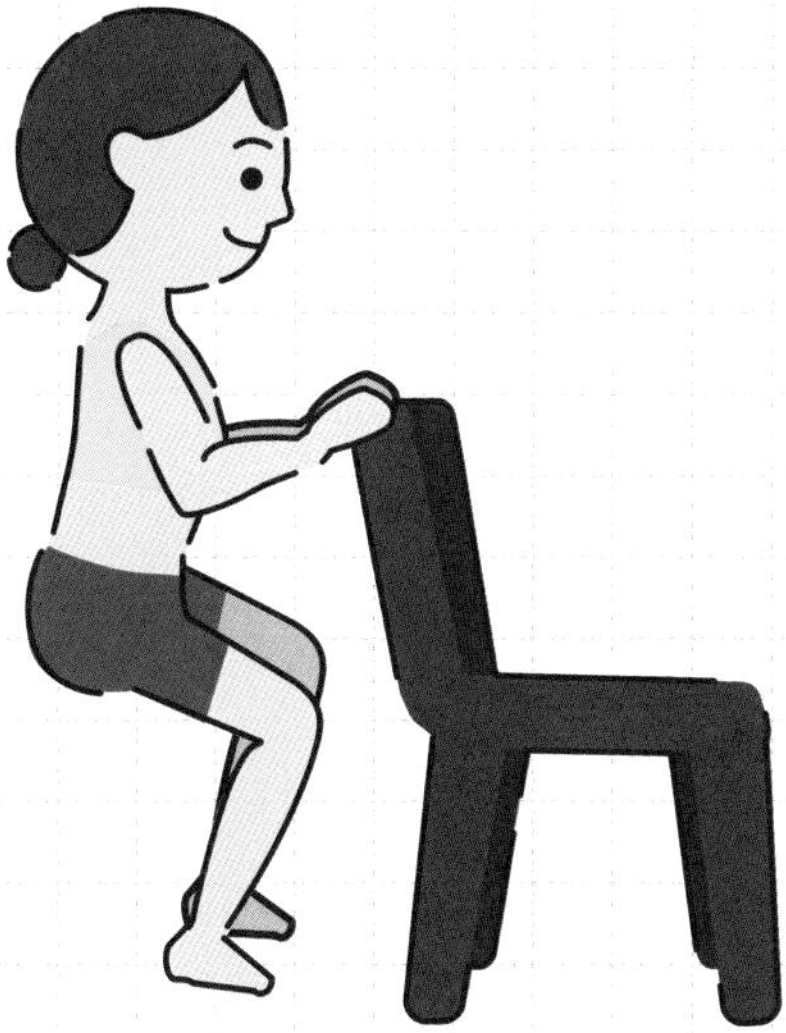

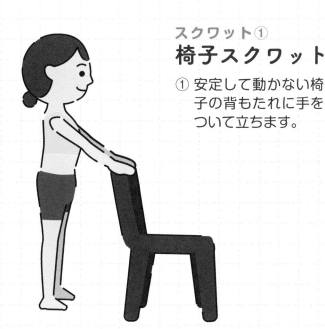

スクワット②

ワイドスクワット

① 左右の足を肩幅の2倍ほど開いて立ちます。つま先は外側へ45度ぐらいに傾けます。手は、身体の前で自然に組みます。

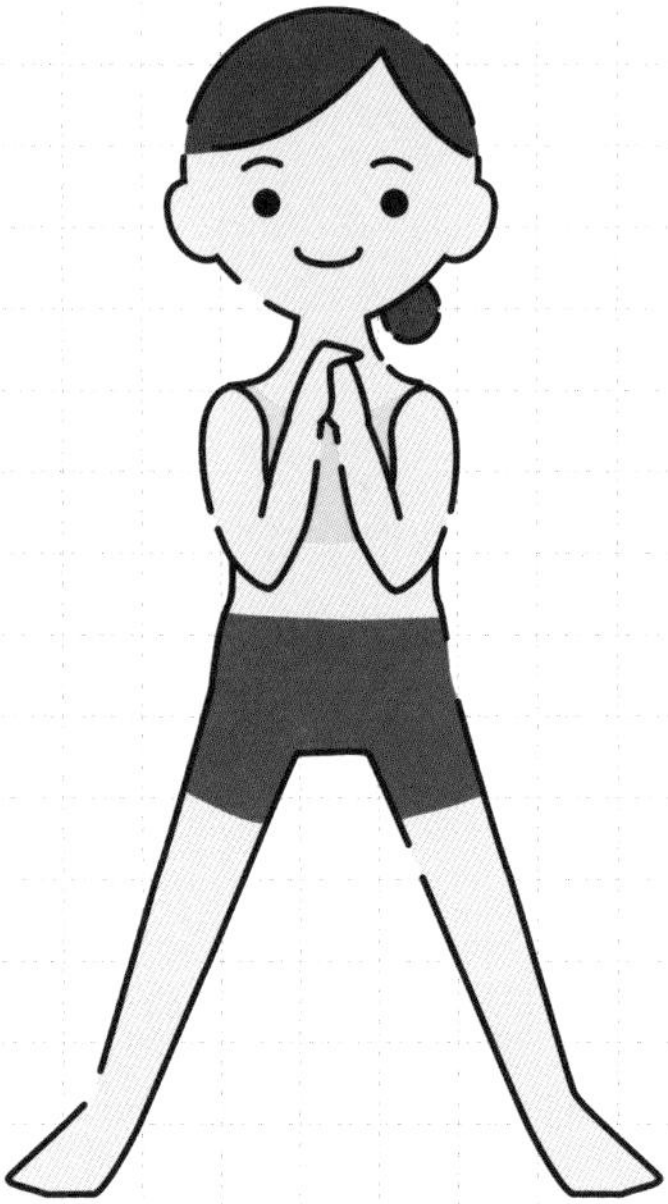

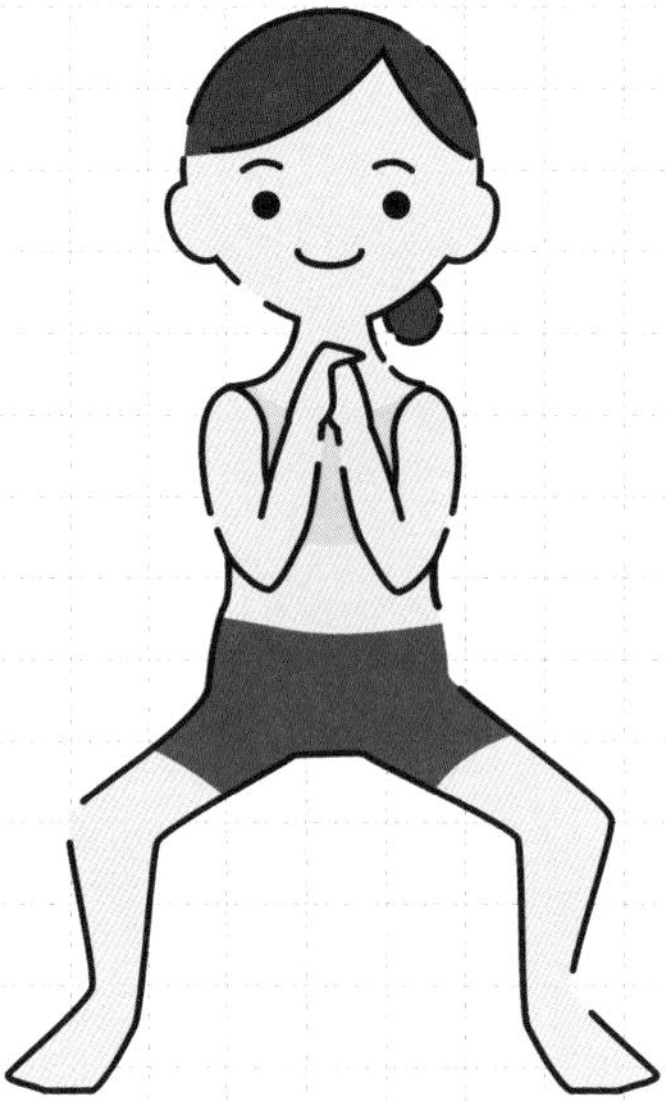

② 腰をおろして沈み込みます。腰は下げ過ぎず、ひざの角度が90度よりも大きくなるようにします。じわじわと内ももにかかる負荷を感じましょう。無理のないところまでひざを曲げたら、ゆっくりと①の姿勢に戻ります。

スクワット③
ブルガリアンスクワット

① 片足を後ろに置いた椅子に乗せ、足の前後幅が歩幅よりも大きくなるように広げて立ちます。座面が硬くて足が痛い場合は、タオルやクッションを敷きましょう。

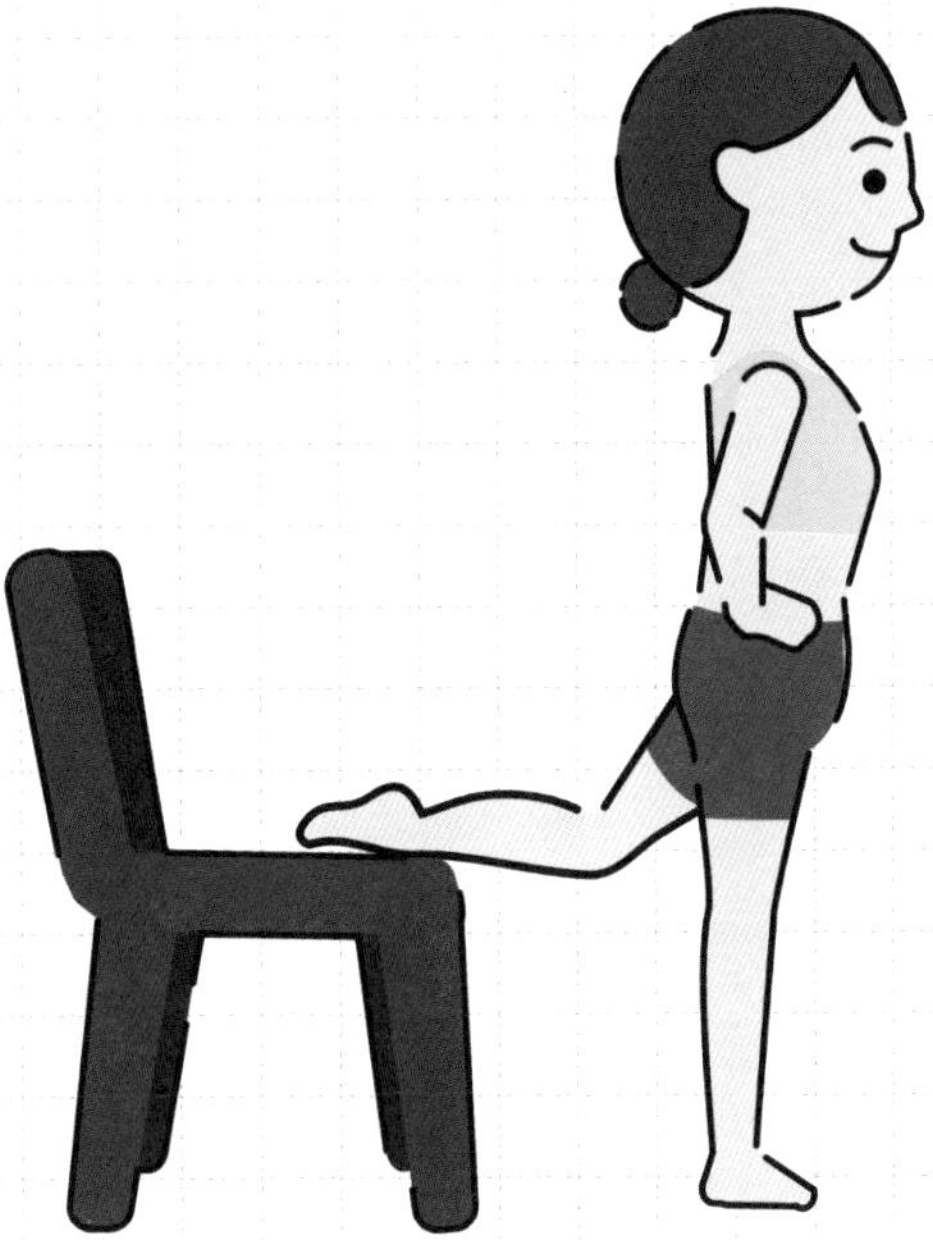

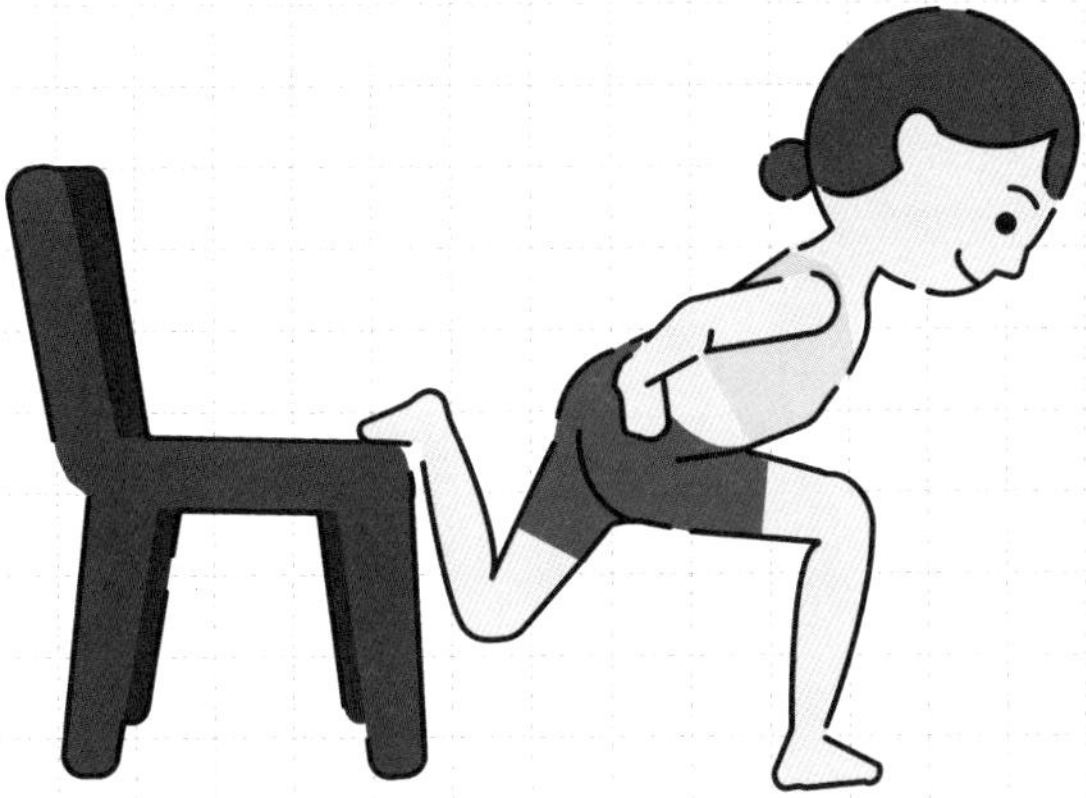

② お尻を後ろに引くようにして、上体を前に倒してゆっくりしゃがみます。無理のないところまでひざを曲げたら、ゆっくりと①の姿勢に戻ります。

昇降運動

踏み台や自宅の階段を昇り降りする

ジョギングよりもひざへの負担が少なく、**ウォーキングよりも負荷のある運動をしたい人に最適**です。また、雨の日に外出するのが嫌だなと思ったときにも、昇降運動がおすすめです。自宅や建物の階段を使うのも一つですが、段差が高く、1階や2階を続けて昇り降りをするのが大変な人もいらっしゃるでしょう。

踏み台は高さが段階的に調節できる「ステップ台」も市販されています。高い段差を昇り降りすることよりも、**腕を振りながらリズミカルに昇降する**ことを目標に、昇りやすい段差にしましょう。**息が少し上がるくらいが目安**です。

また、不要になった雑誌や新聞紙をガムテープでぐるぐる巻きにして自作の台を用意するのも一つのアイデアです。自作の場合は、足を踏み込んだときに滑らないようにしてください。テレビなどを見ながらの「ながら運動」も可能ですが、足元にはしっかり注意して、台から足を踏み外さないように、また、降りるときにはバランスを崩さないように行ってください。

昇降運動のやり方

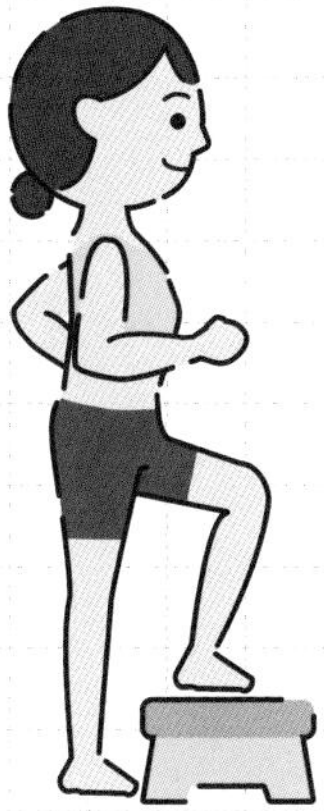

③ 右足を降ろします。

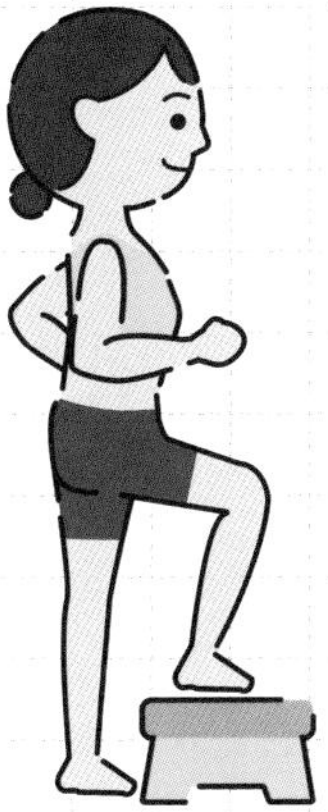

① 右足を乗せます。

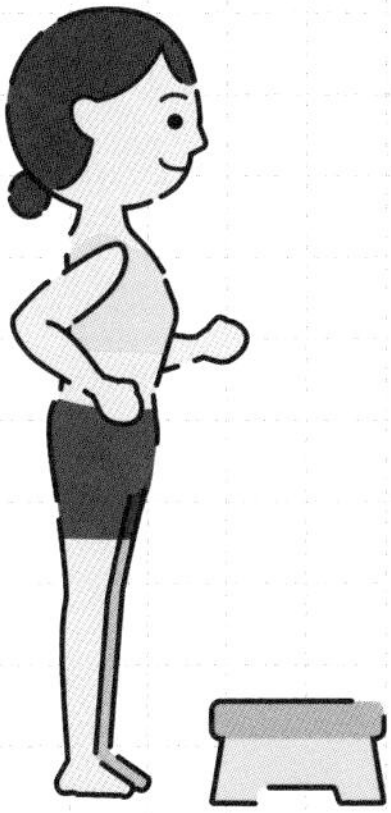

④ 左足を降ろします。

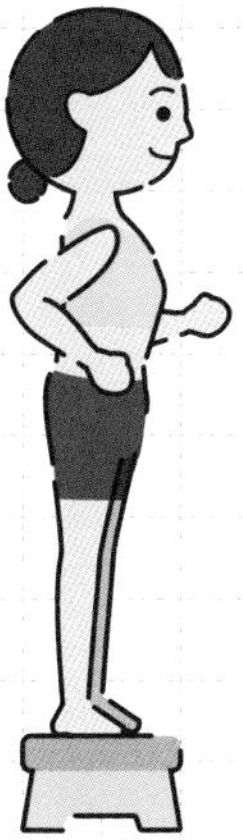

② 左足を乗せます。

昇降運動のポイント

・猫背にならないように、背筋を伸ばします。
・ひじを 90 度くらいに曲げて、腕を前後に振りながら昇降しましょう。

ウォーキング

朝日を浴びながら歩いてセロトニンを分泌

ウォーキングは、体力に自信のない人や運動に不慣れな人におすすめの有酸素運動です。正しいやり方と効果の出るコツを知り、無理なく楽しみましょう。**セロトニン（幸せホルモン）が分泌され、ストレス軽減にも期待**できます。

まず、**ウォーキング前にはストレッチなどの準備運動**を必ず行ってください。緊張したままの関節や筋肉の状態で歩き始めると、けがの原因になります。また、こまめな水分補給を忘れずに、**ウォーキング後のクールダウン**も行いましょう。

歩く速度は、ご自身が少し早めと感じ、少し汗ばむくらいを目指しましょう。自分の体力や体調に合わせて調節してください。歩く時間は、20分以上を推奨しますが、始めは10分、15分くらいから身体を慣らしていきましょう。時間は太陽の出ている時間帯がよいでしょう。とくに、**朝に行うことで、一日の代謝を上げる効果**があるといわれています。また、食事後は30分～1時間ほど休んでからにしましょう。

ウォーキングの姿勢

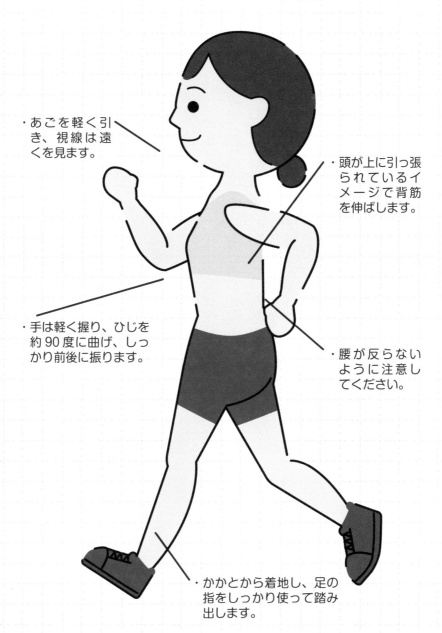

・あごを軽く引き、視線は遠くを見ます。
・頭が上に引っ張られているイメージで背筋を伸ばします。
・手は軽く握り、ひじを約 90 度に曲げ、しっかり前後に振ります。
・腰が反らないように注意してください。
・かかとから着地し、足の指をしっかり使って踏み出します。

スロージョギング

「ニコニコペース」で軽く走って運動不足も解消

ハイペースで走るジョギングは、運動経験のある人でなければ難しいですよね。無理をせず、**自分に合った適切な運動強度でできるのが「スロージョギング」**です。毛細血管が増え、脚の筋肉のポンプ運動によって血流もよくなり、身体の隅々まで血液がいきわたります。スロージョギングを習慣にすると、**心肺機能が高まり、持久力も徐々に向上し、疲れにくい身体をつくる**ことができます。

早さは、人と会話ができるペースが目安です。心拍数や血圧が危険なほど上昇せず、疲労物質の乳酸がほとんど蓄積しない運動強度で、**無理せずに笑顔が保てることから「ニコニコペース」**と呼ばれています。始めは週に1～2回、楽しくなってきたら週3～4回ほど行うとよいでしょう。

1回につき、時間は20分ほどから始めましょう。1分走ってから1分歩くを10セット。10分走って休み、また10分走るなど、小分けにしてトータル20分走るという方法もよいです。**慣れてきたら1日の合計30分を目指しましょう。**

スロージョギングの姿勢

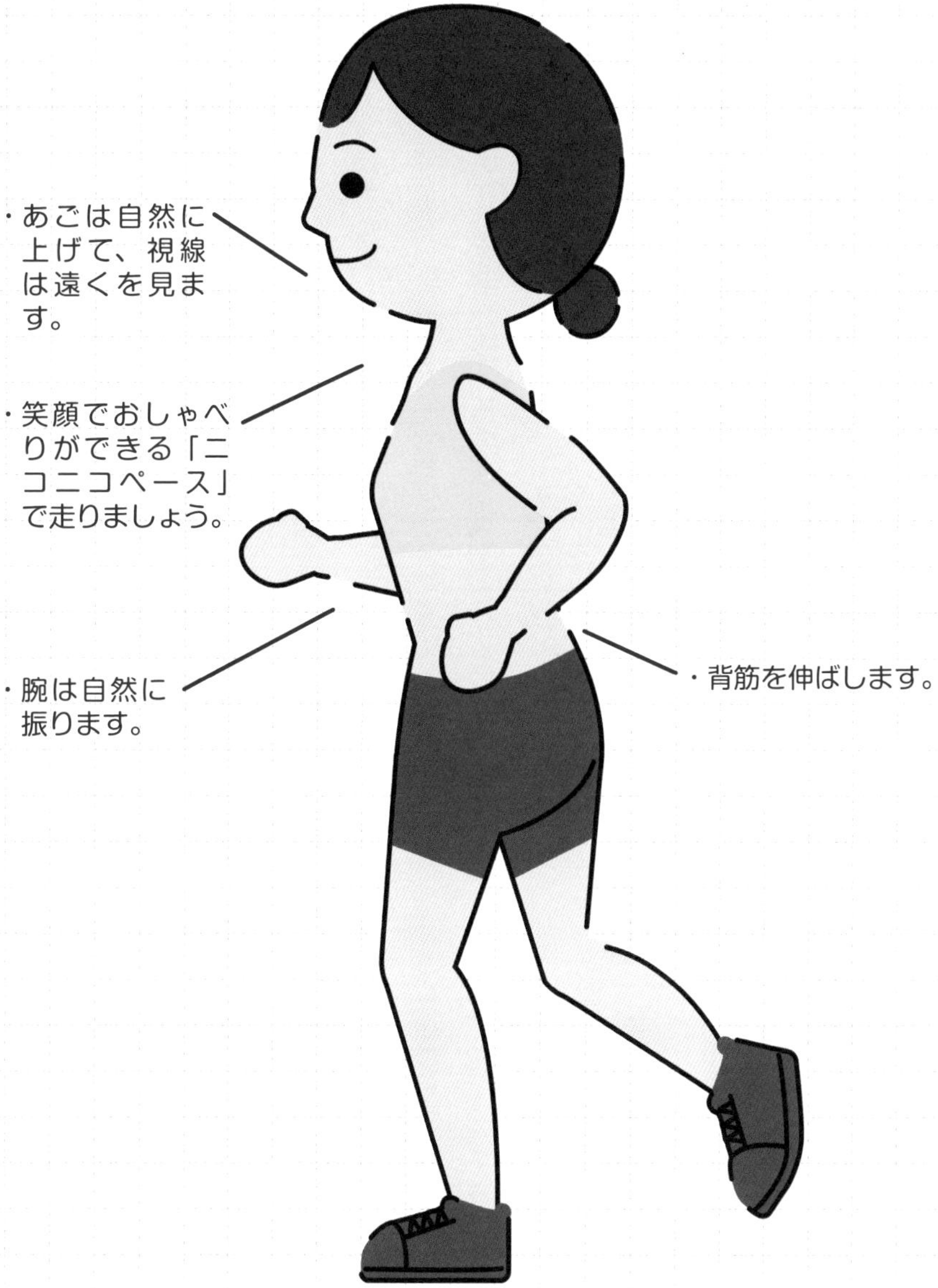
・あごは自然に上げて、視線は遠くを見ます。
・笑顔でおしゃべりができる「ニコニコペース」で走りましょう。
・腕は自然に振ります。
・背筋を伸ばします。

経絡
マッサージ

東洋医学と西洋医学を組み合わせた経絡マッサージ

経絡マッサージは、東洋医学の「経絡」や「ツボ」、西洋医学の「リンパ」が組み合わさった対処方法です。「経絡」とは、ツボを結んだラインで、気・血・水なども流れている経路です。「リンパ」は、リンパ管を流れている体液で、体中を巡っています。この経絡やリンパは、流れが滞ると冷えやそのほかの不調を招きます。**東洋医学、西洋医学の両面から体調を整えるのが経絡マッサージ**といえます。

「さする」「もむ」「押す」「たたく」などの手法がありますが、どの程度の強さや回数でやればよいのか悩む人もいらっしゃるかもしれません。厳密な決まりはなく、部位の冷えの程度や硬さによっても変わります。**ご自身が気持ちいいと感じる程度**を行ってください。

注意点としては、爪はできるだけ短くきり、手指は必ず手洗いをしっかりして、衛生的にきれいな状態にしましょう。冷えを感じたら、頭部や手足などの末端をマッサージして、全身の血行をよくしましょう。

経絡マッサージ①

足

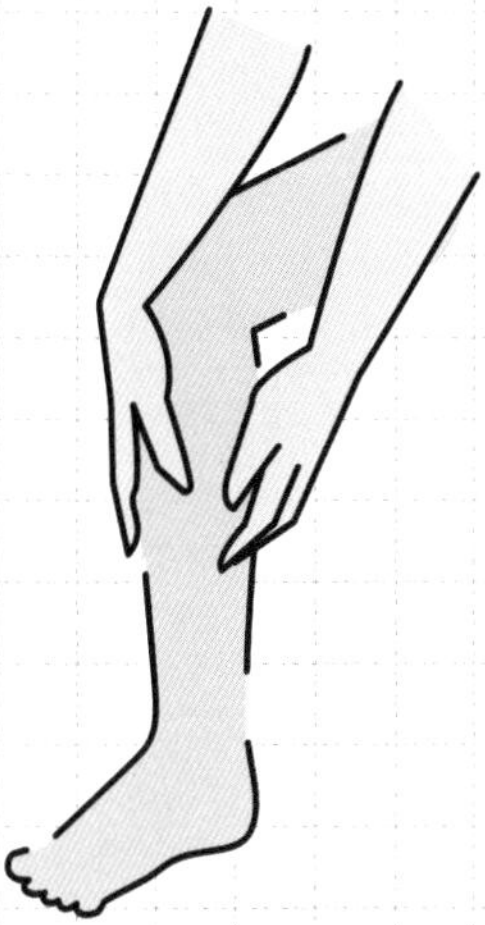

① マッサージクリームやオイルを、ふくらはぎを中心にひざ下全体に広げて塗ります。ひざは乾燥するのでたっぷり塗り、手の平で3秒間ほど包んで温めましょう。

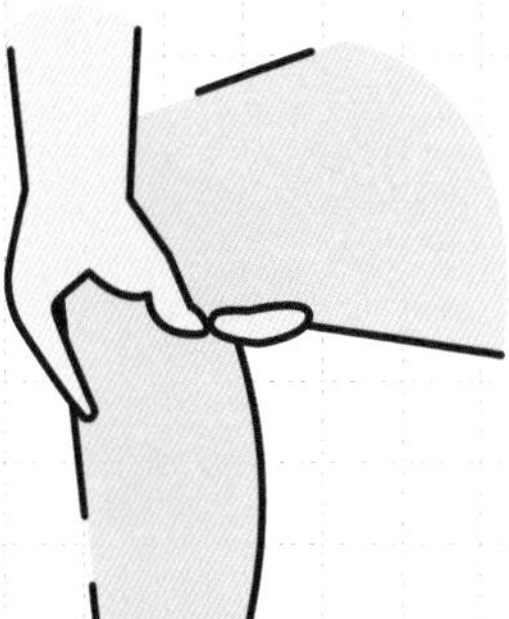

② ひざ裏を両手の親指で5回ほど押します。

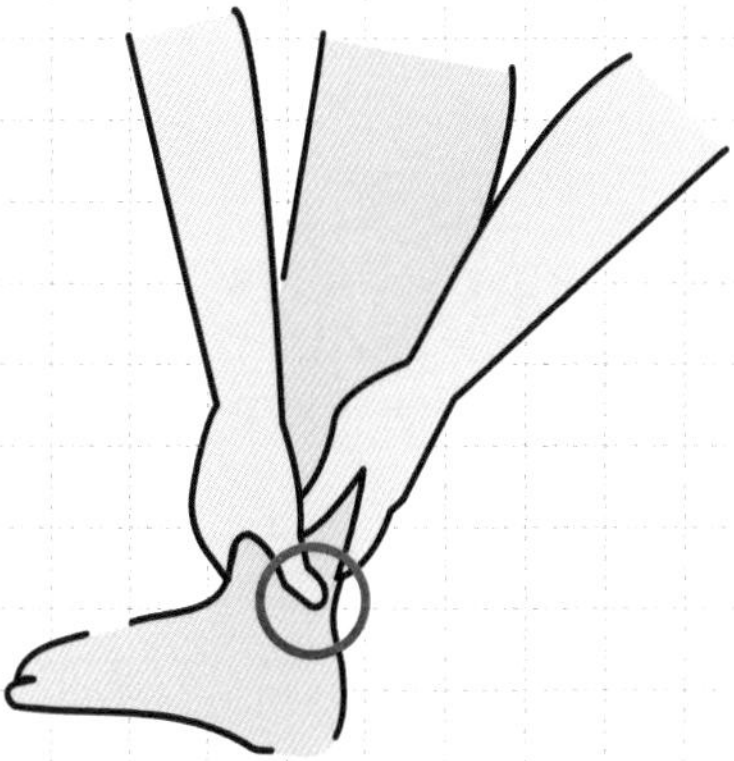

③ 足首を両手でつかみ、内側のくるぶし横を親指で5回ほど押します。

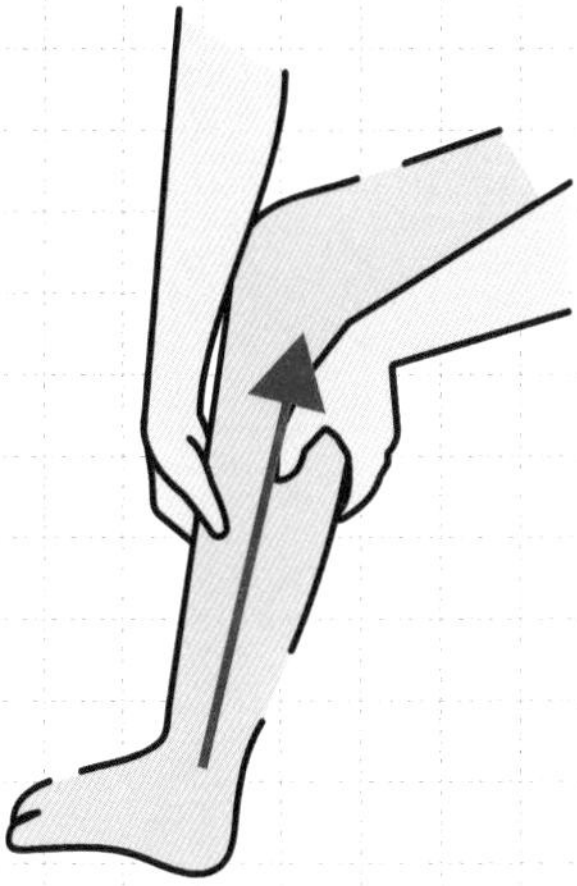

④ ③のまま、ひざの方向へ引き上げるようにマッサージします。痛くない程度の力で、3往復します。

経絡マッサージ②

手

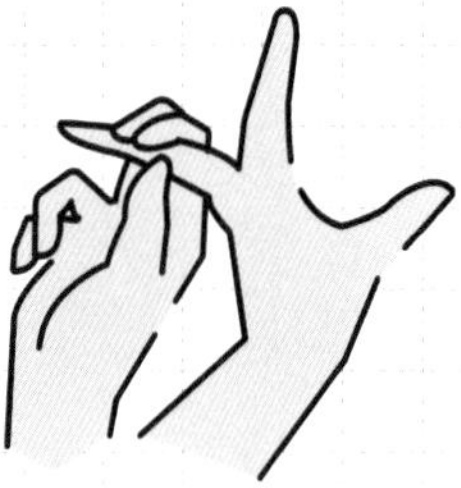

① 中指を反対側の指でつかみ、手の甲側へ反らします。心臓に関係するツボがありますので、刺激して滞った血流にはたらきかけましょう。

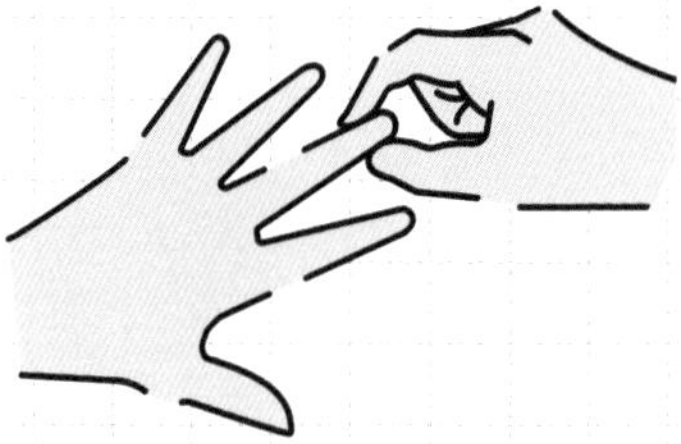

② 指を１本ずつ、爪の生え際の両脇を指先で押します。気の出発点となるツボがあります。痛みを感じるところは念入りに優しく押してください。

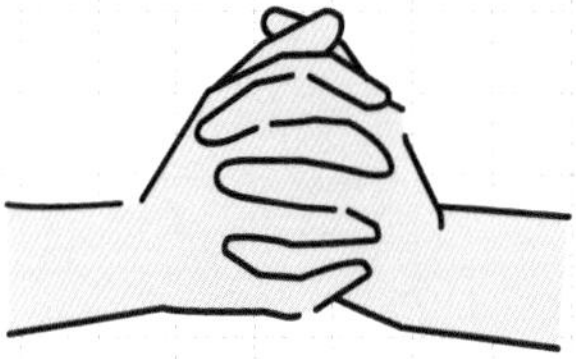

③ 手を組んでぐっと握り、指と指の間を刺激します。指先に血が届きやすくなります。

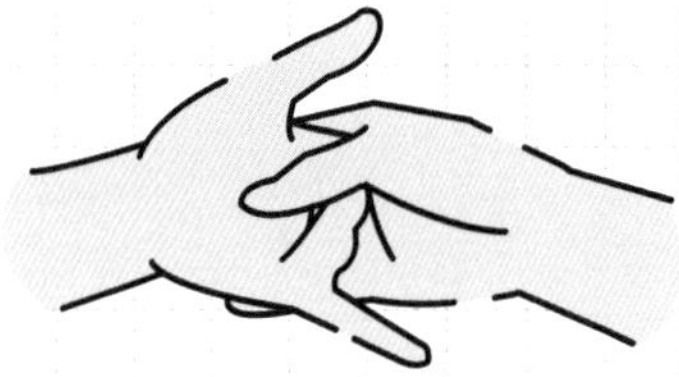

④ 手の平の真ん中を押します。ストレス緩和のツボがありますので、緊張をほぐしましょう。

経絡マッサージ③
耳

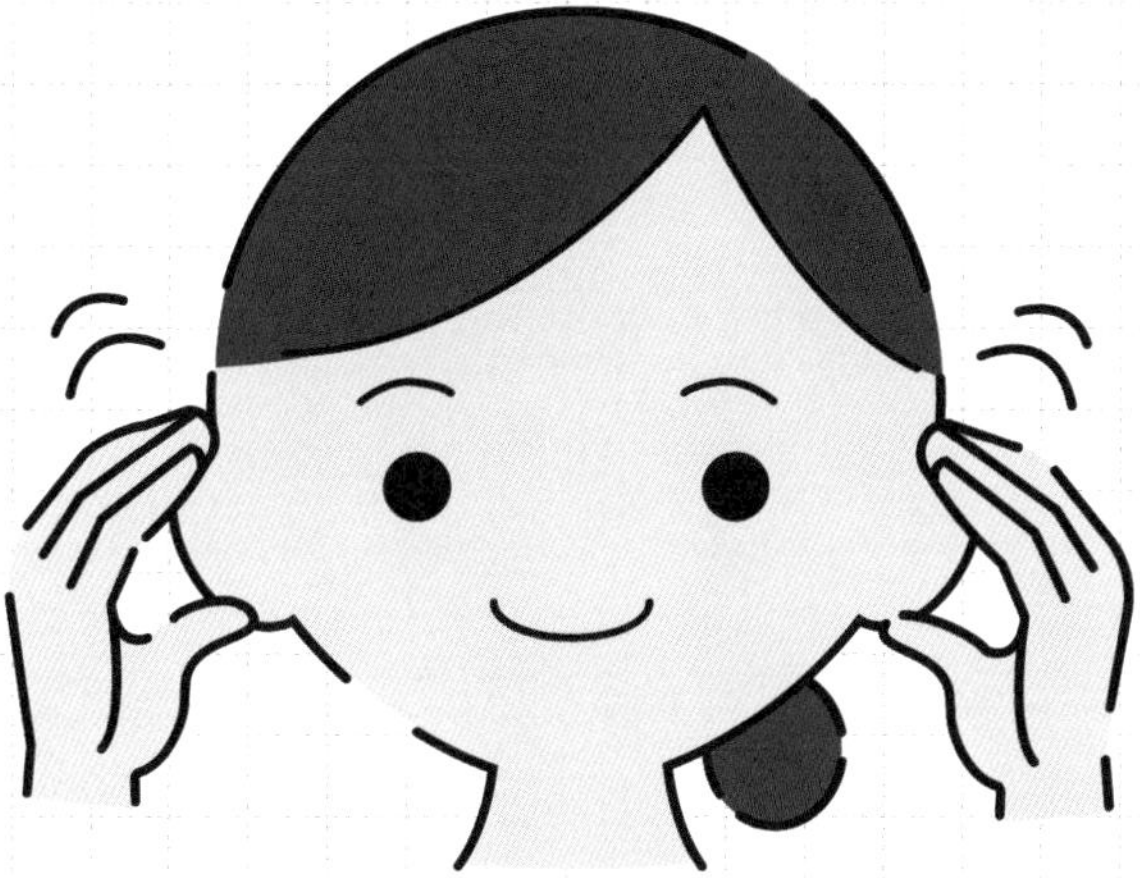

① 両耳の上下を親指と人さし指で挟んでつまむようにもみます。また、耳の前後を人さし指と中指で挟み、下に向けて首のあたりまでさすったりしましょう。

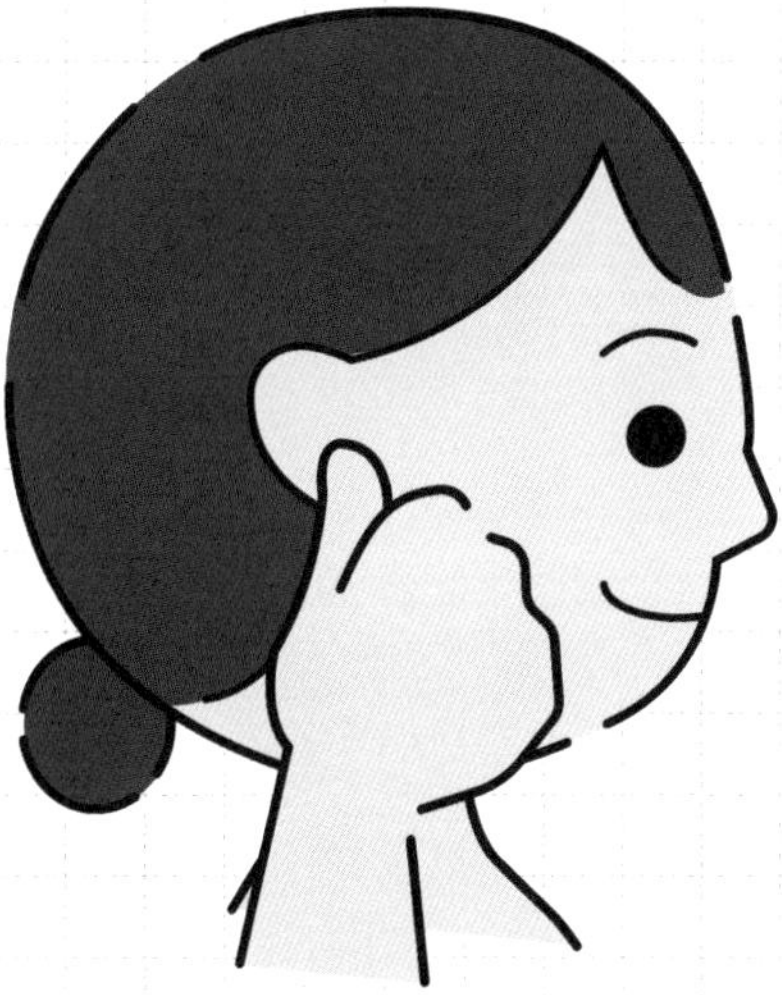

② 耳には、身体を温める効果のあるツボやリンパ腺が密集しています。耳周辺や首元を指で押すのも効果的です。

ストレッチ・ヨガ

深呼吸&ストレッチで適度に筋肉を動かす

ストレッチやヨガについて、柔軟性を高める体操をイメージされるかもしれません。**柔軟性の向上や関節の可動域を広げるほか、血液循環を促進する効果**もあります。動かずにじっとしている時間が続くと筋肉がこわばりますので、こまめなストレッチやヨガで筋肉を適度に動かすように意識しましょう。仕事や家事の合間に簡単な動きやポーズをするだけでも十分です。

簡単な方法の一つは、「かかとの上げ下げ」です。つま先を地面につけた状態で、かかとを上下させます。ふくらはぎが引き締まる感覚があるとよいでしょう。座っているとき、立っているときなど気軽にできます。寝ている状態のときは、つま先を上下させるイメージで足首を動かします。

コツは、血液の循環を感じながら、深く呼吸をすることです。また、バランスが安定している状態で行いましょう。体勢がぐらついていると、転倒の恐れがありますので注意してください。また、無理な動きはしないように気をつけましょう。

ストレッチ①
手足ぶらぶら（ゴキブリのポーズ）

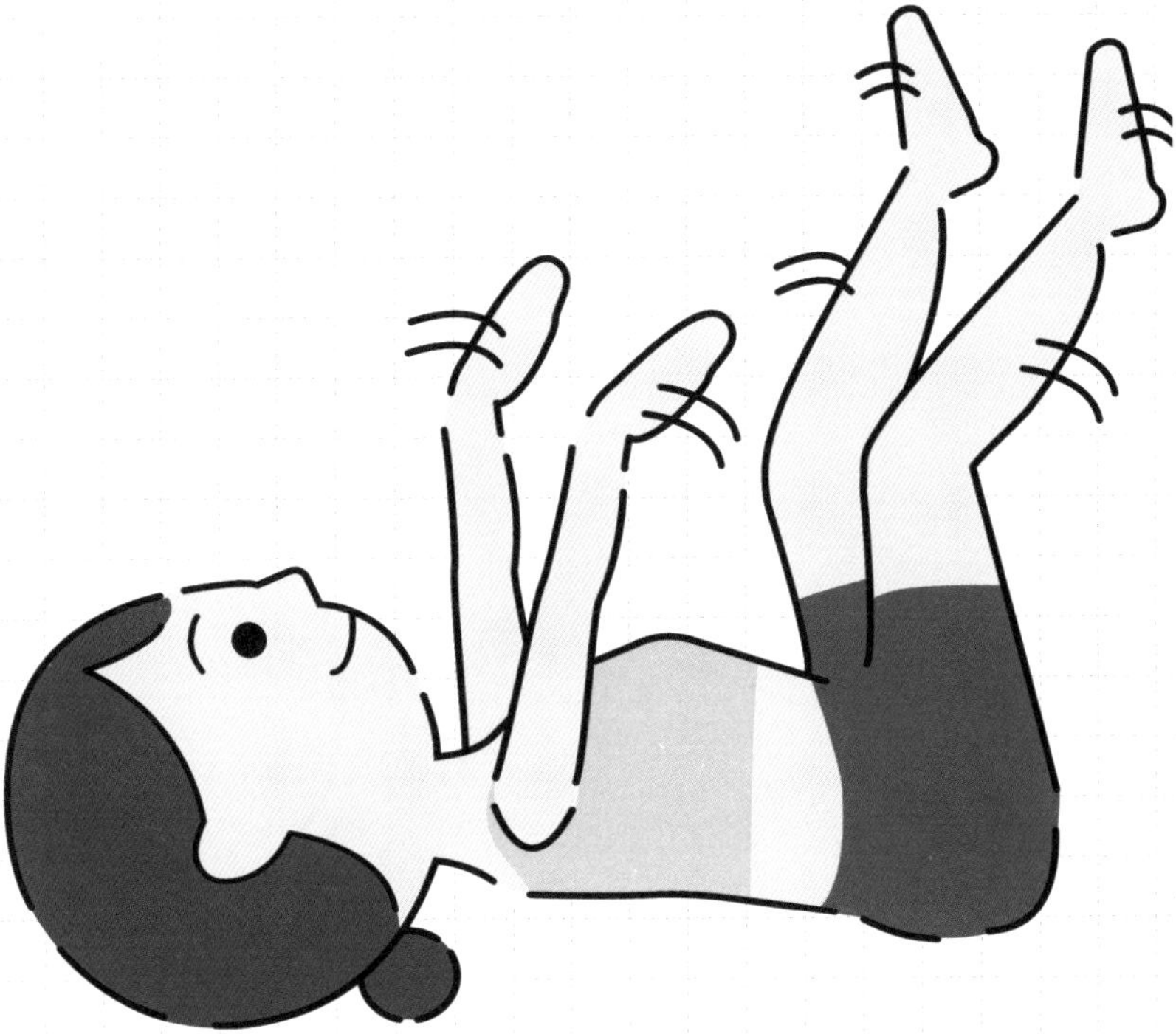

手足の末端に溜まっている血液を心臓に戻すポーズです。仰向けになり、両手両足を天井の方に上げてぶらぶら振ります。時間は 30 秒～ 1 分ほどを目安に。手足がきついと感じるときには小分けにしても OK です。手足をぶらぶらさせた後は少し休んでから起き上がってください。

ストレッチ②
ランジのポーズ

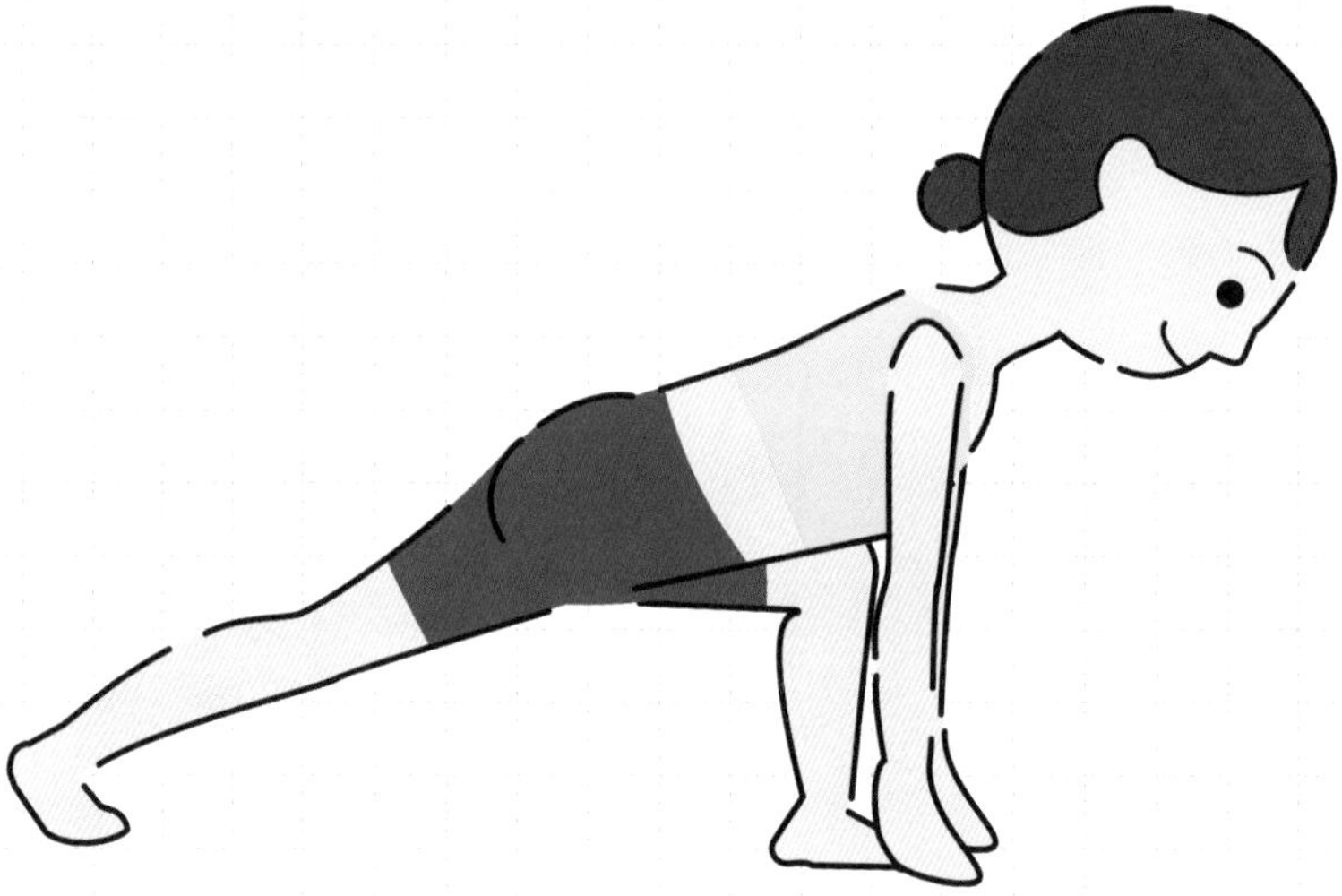

下半身を中心に全身の筋肉をほぐし、血流をよくする効果があります。四つん這いから、息を吐きながら右足を前に出し、かかとの上にひざがくる状態にします。左足を後ろに伸ばし、伸ばした脚と頭まで一直線にし、深呼吸をしながら３秒ほどキープします。脚を戻して四つん這いになり、反対の足も同様に行います。

ストレッチ③
英雄のポーズ（ウオーリア１）

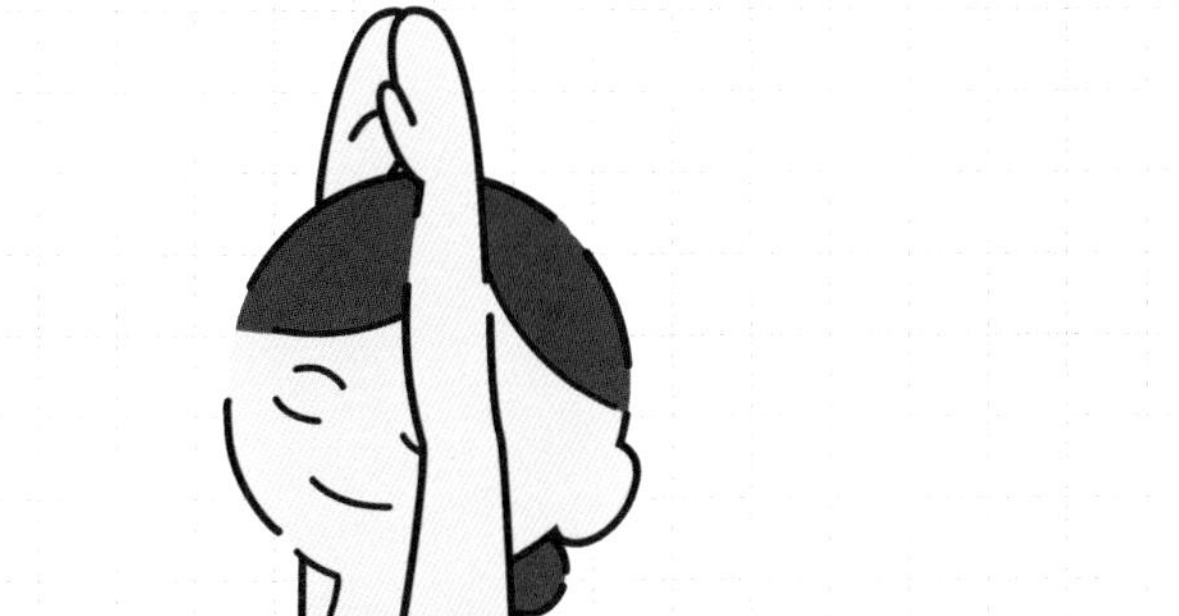

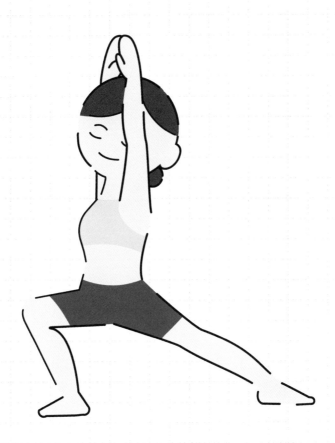

全身を大きく動かすので、体幹を鍛える効果があります。両足を前後に開いた状態で立ちます。右足を、かかとの上にひざがくるように曲げます。両足は均等な力で地面を踏みしめます。上半身を地面と垂直にし、両腕を頭上に上げます。深呼吸をしながら３秒ほどキープします。腕を降ろしてから、反対の足も同様に行います。

ツボ押し

「痛気持ちいい」ツボを刺激して血流を改善

ツボ押しは、**ツボを刺激することで「経絡」を通じて体内の臓器を改善することが目的**とされています。ツボはＷＨＯ（世界保健機関）で認定されており、その数は３６１個あります。左右対になっているツボは３０９個、身体の中心にあるツボは52個あり、全身にあるツボは６７０個といわれています。

ツボは温めることも効果的です。「効率的に温めるぽかぽかグッズ」（Ｐ80）などを使うのもよいでしょう。また、呼吸と合わせて行うこともポイントです。息を吐きながら3～5秒間押します。息を吐くと筋肉がゆるみ、刺激がツボに入りやすくなります。そして、息を吸って離します。１カ所につき3～5回程度行いましょう。

「痛気持ちいい部分」が効果のあるツボですが、**強過ぎる刺激は筋肉の組織が壊れて炎症を起こす可能性がありますので注意**しましょう。また、体調がすぐれないときや、飲酒・食後すぐは控えましょう。けがをしていたり、病気を患っている場合も避けましょう。妊娠中は必ず主治医に相談してから行うようにしてください。

手の甲にある冷えに効くツボ

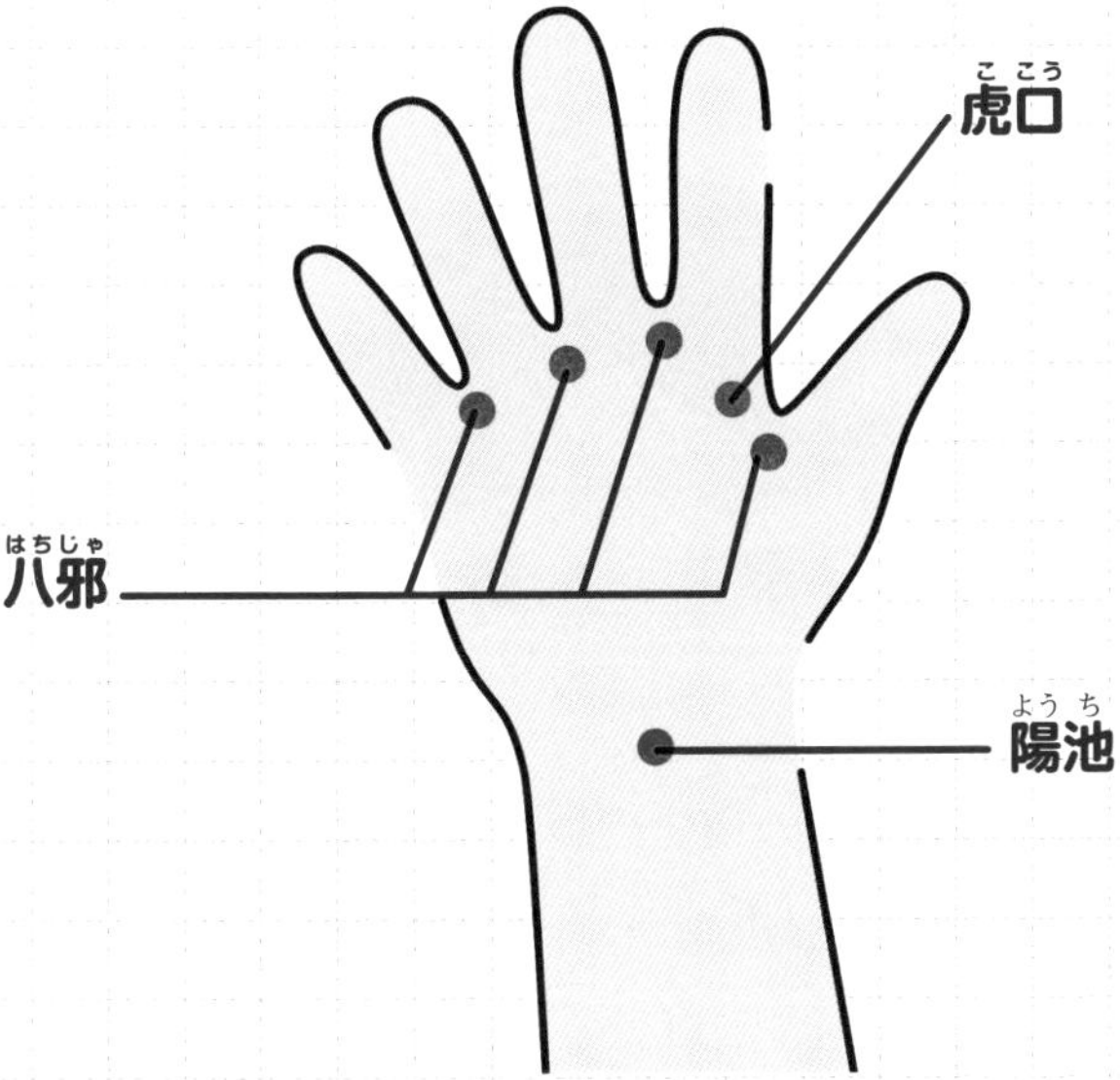
虎口《ここう》
八邪《はちじゃ》
陽池《ようち》

手の平にある冷えに効くツボ

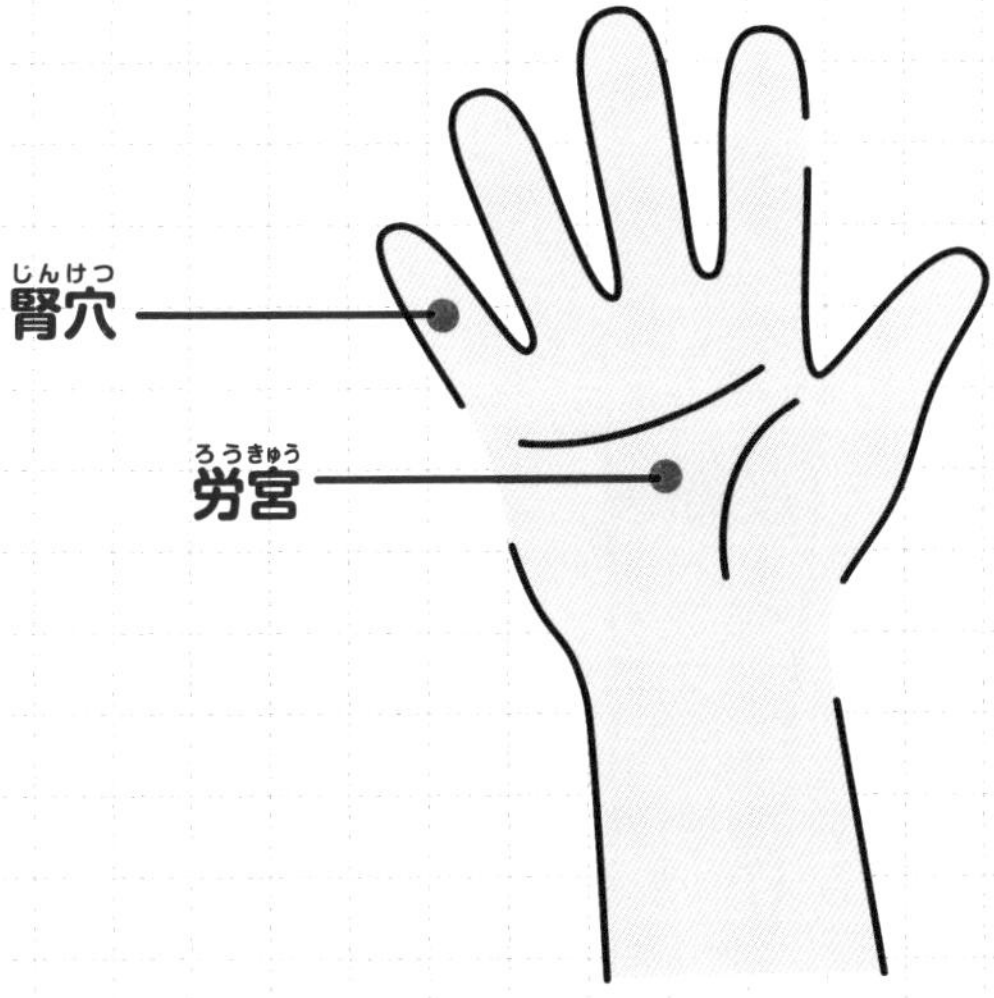
腎穴《じんけつ》
労宮《ろうきゅう》

身体の前面にある冷えに効くツボ

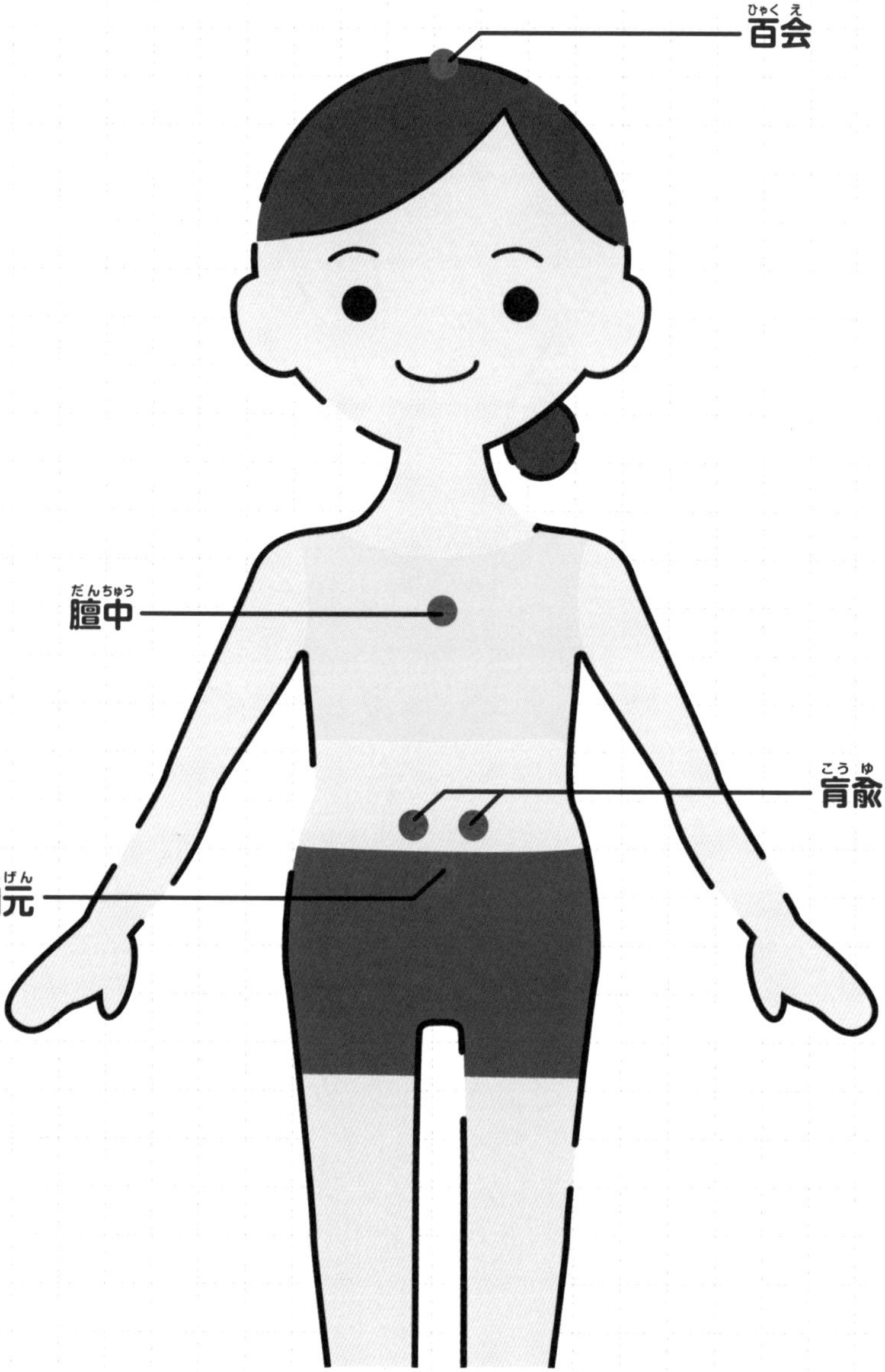
百会《ひゃくえ》
膻中《だんちゅう》
肓兪《こうゆ》
関元《かんげん》

身体の背面にある冷えに効くツボ

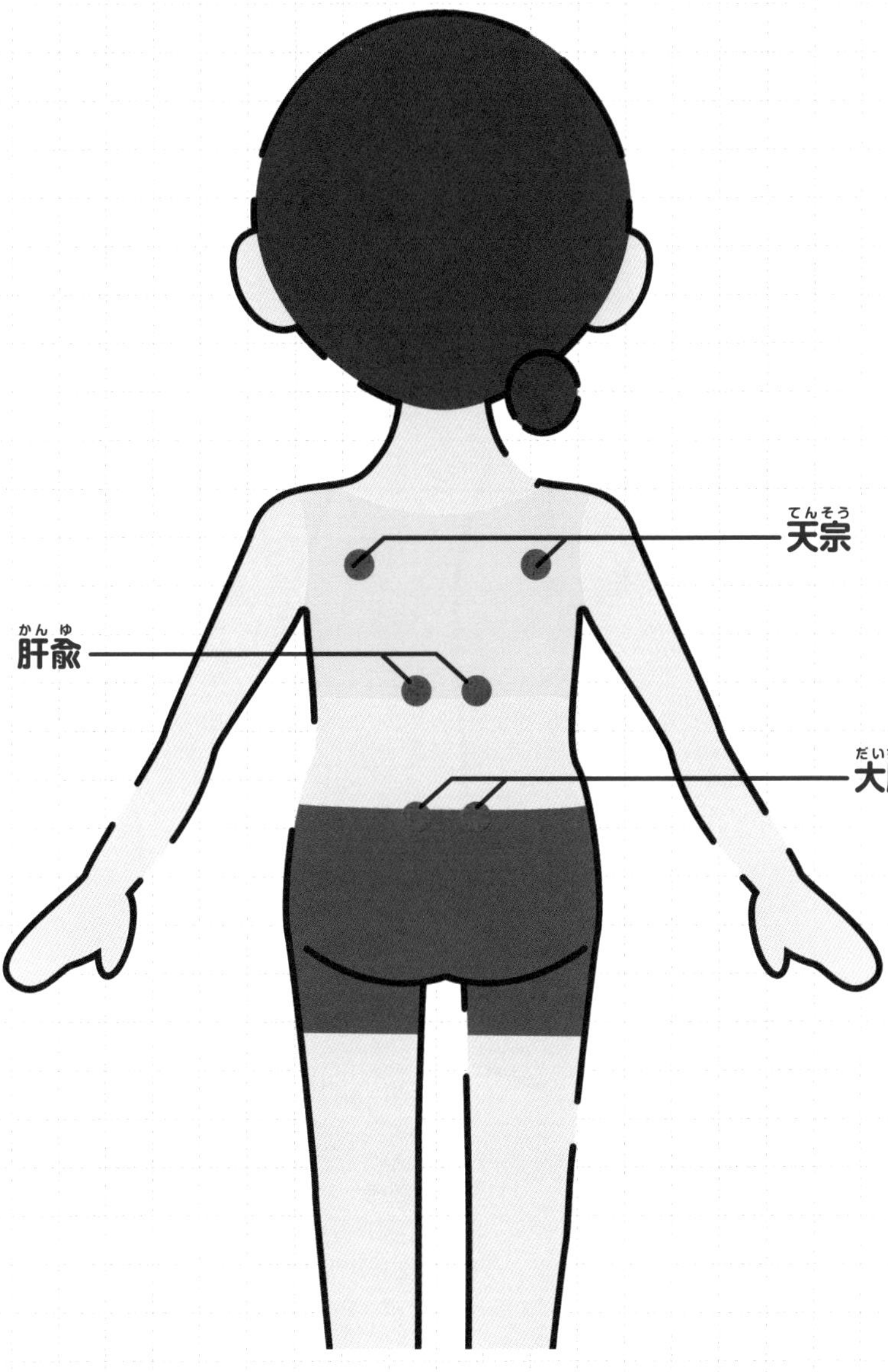
天宗《てんそう》
肝兪《かんゆ》
大腸兪《だいちょうゆ》

脚にある冷えに効くツボ

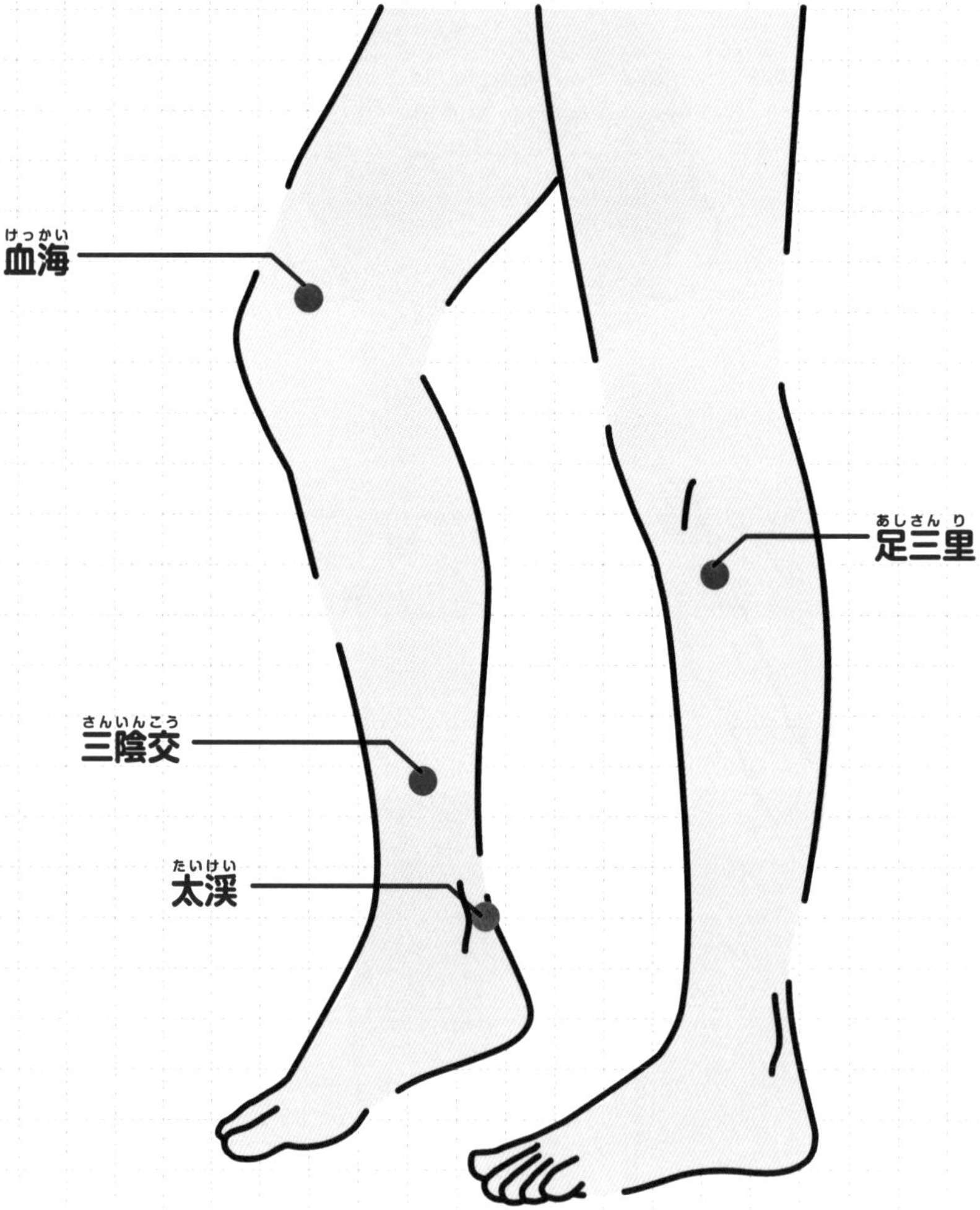
血海《けっかい》
足三里《あしさんり》
三陰交《さんいんこう》
太渓《たいけい》

足の裏にある冷えに効くツボ

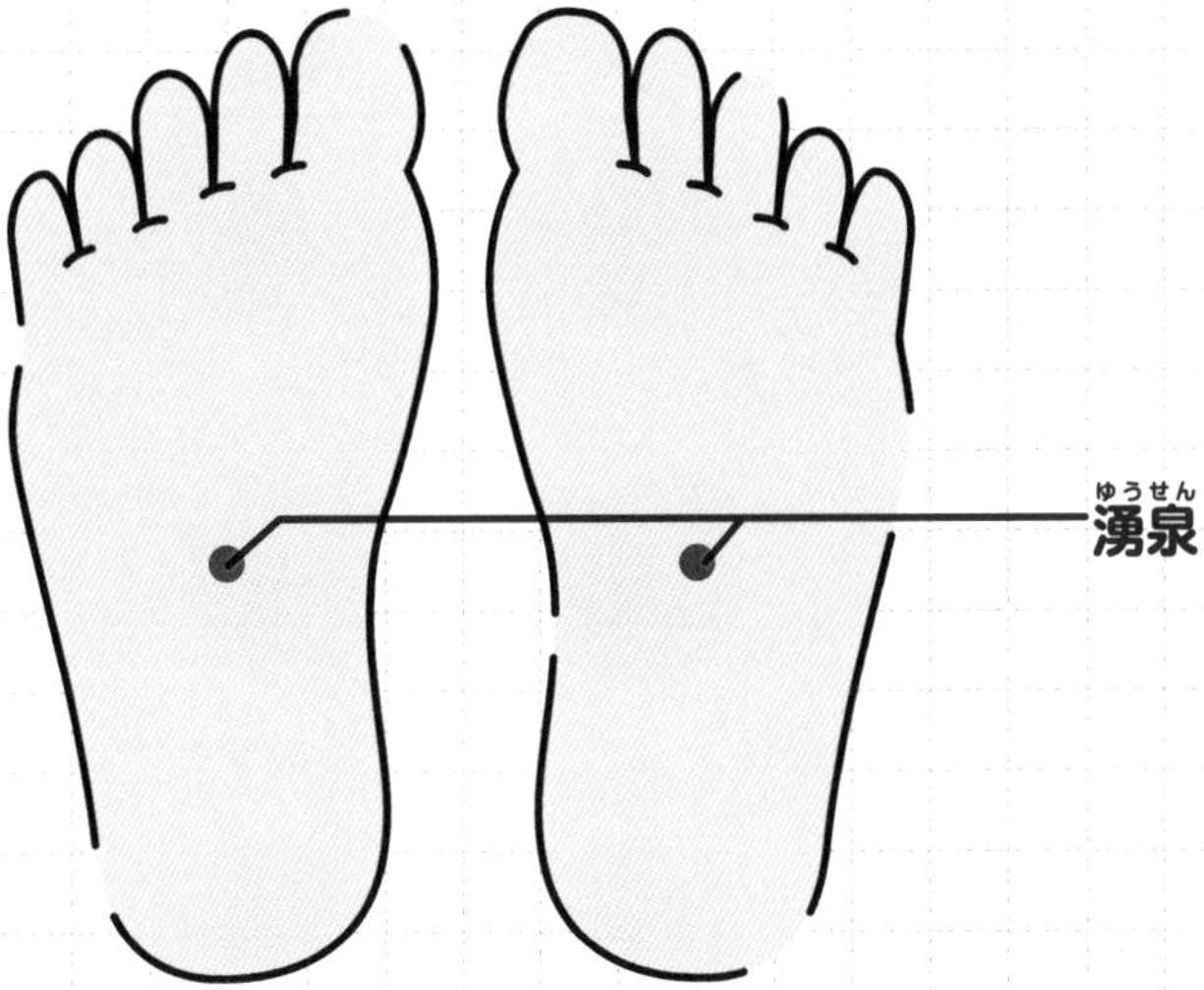

足の甲にある冷えに効くツボ

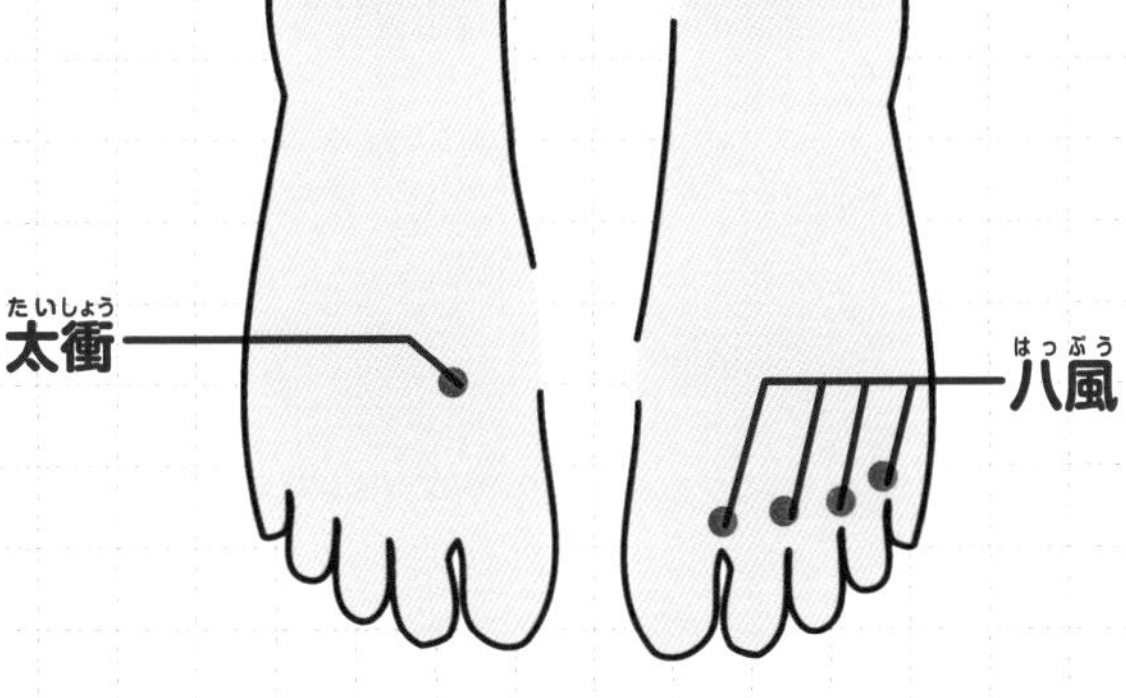

第4章

冷えとり習慣
―食事編―

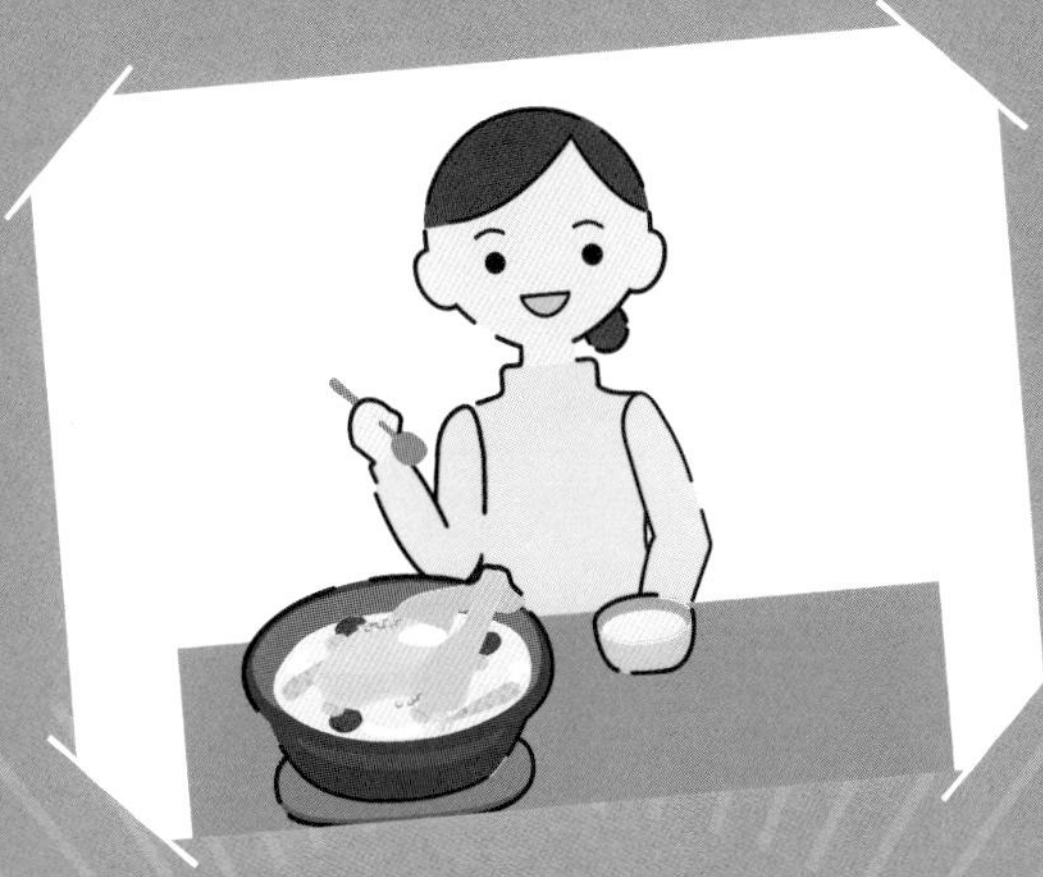

最後の章では、食事について説明します。
食事だけで冷え症改善は困難ですが、
ふだん食べているもの、飲んでいるものに
冷えの原因は多く存在しています。
原因を取り除き、
自然と身体を温める食べ物や飲み物を
選べるようになるとよいでしょう。

白湯

冷え症改善には「朝の白湯」が効果大！

「一日の過ごし方」（Ｐ50）でご紹介した白湯《さゆ》は、10分～15分ほど沸騰させたお湯を50℃くらいまで冷ましたものです。朝起きた直後の身体は水分が不足しており、体温が低くなっている状態です。一気に飲み干すのではなく、ゆっくり少しずつ飲んで身体の中から温めましょう。**リラックスすることで交換神経と副交感神経のバランスが整い、血行がよくなることで身体が温まります。さらに、胃腸が活発に動くようになることで消化力が高まり、身体に溜まっていた老廃物や毒素が出やすくなります。**

また、「白湯」と「お湯」の違いは、沸騰させたかどうかで考えられます。水道水を沸騰させると、塩素や不純物が抜け、口当たりがよくなります。しかし、温度を測るのは手間がかかり、面倒になって習慣にするのは難しいので、厳密な温度は気にせずに、無理なく飲めて身体が温まると感じるくらいがよいでしょう。手軽に続けることが大切です。**味に飽きてしまうときには、はちみつ、レモン、生姜などを入れてアレンジ**してみましょう。

朝の白湯で自律神経を整える

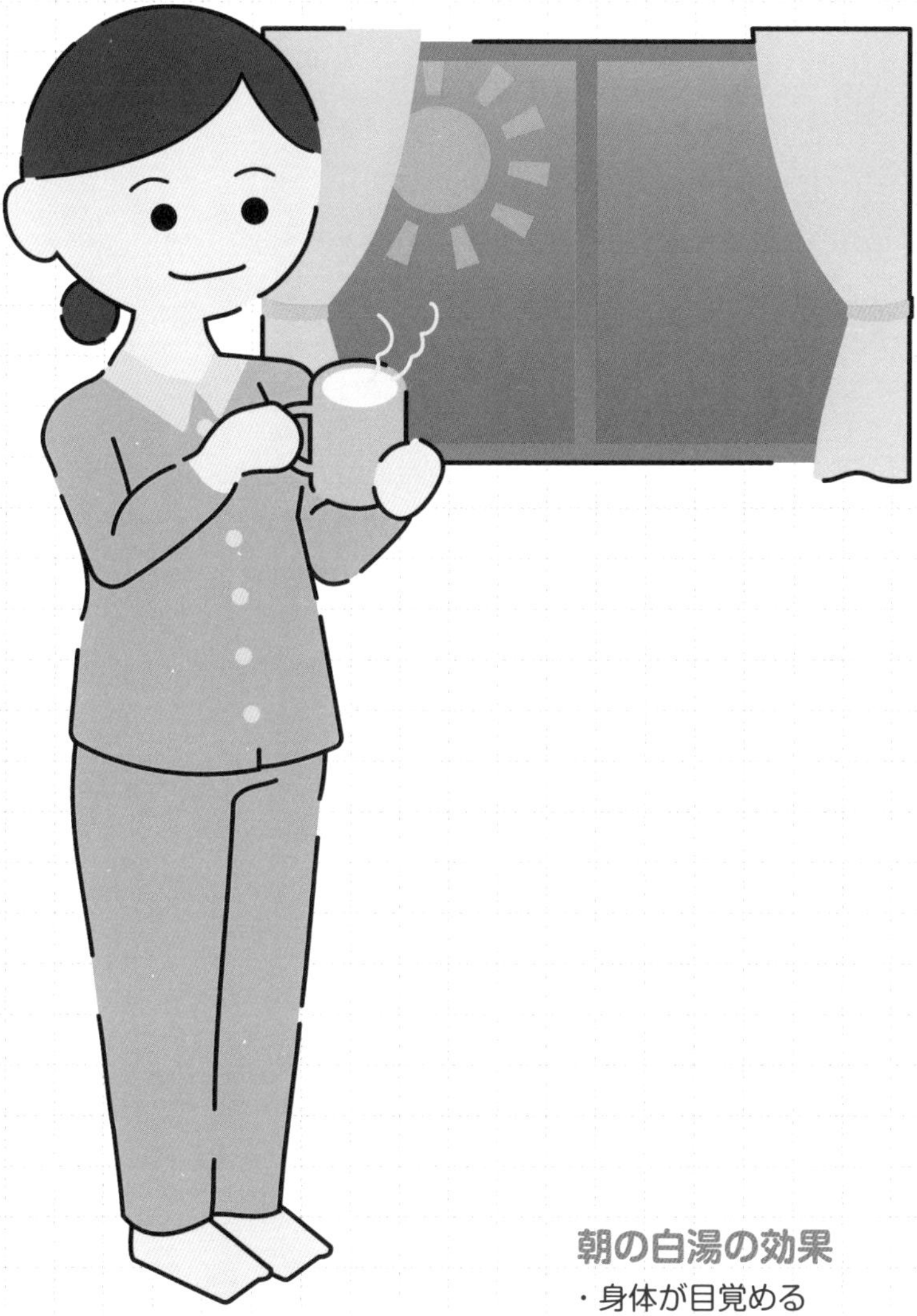

朝の白湯の効果

・身体が目覚める
・体温を上げる
・自律神経を整える

食事改善

食べたものを書き出して冷えの原因をチェック

冷え症対策には食生活がとても大切です。**東洋医学では、身体を温める「陽性」の食べ物、身体を冷やす「陰性」の食べ物、どちらにも属さない「中性」の食べ物と区別し**ています。この分類はものの温かさで決まっているものではありません。「色」「成分」「味」「育つ環境」「旬の時期」「発酵しているかどうか」「加工・製法」などによって分けることができます。

まず、食事改善を考える上で、ご自身が朝起きたときから夜に寝るときまで、口にした食べ物や飲み物をすべてメモしてみましょう。食材だけではなく、調理方法なども書いてください。**身体を温めようとして食べたり飲んだりしていたものが、知らず知らずのうちに逆に身体を冷やす原因になっていたということもよくある**のです。

いきなり「身体を温める食べ物や飲み物を取り入れましょう」といわれても、継続することは難しいでしょう。今ご自分が食べているもの、飲んでいるものを見直し、できるところから身体を温めるものに変えてみてください。

一日の食事メモ例

［朝］
白米ご飯、味噌汁（豆腐、ワカメ）、目玉焼き（ソース）、焼きウィンナー、味海苔、緑茶（ホット）

［昼］
お好み焼き（マヨネーズも）、チョコクッキー、水

［夜］
ミニサラダ（レタス、トマト）、味噌ラーメン（バター、コーンも）、唐揚げ、ワンタンスープ、生ビール、水

［間食］
ヨーグルト、アイスカフェラテ（砂糖入り）

↓

「陽性」「陰性」「中性」に分けて改善する！

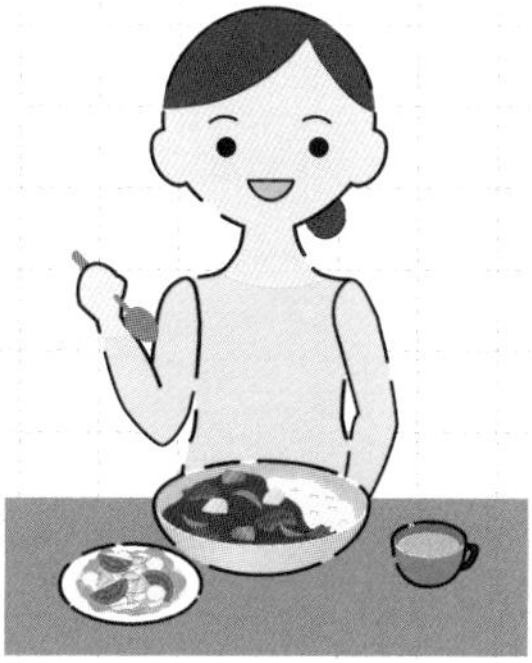

砂糖

上白糖を黒糖やてんさい糖に変える

ふだんの生活の中でよく使用されている**「上白糖（白砂糖）」**には、**身体を冷やすはたらきがあり、多く摂取すると冷えを促進させてしまいますので注意が必要**です。上白糖の主な原材料はサトウキビですが、製造される過程で身体に必要なビタミンやミネラルなどの成分は取り除かれるため、「単糖」と呼ばれます。

「黒糖」や「てんさい糖」は、身体を温める砂糖といわれています。黒糖の原材料も上白糖と同じくサトウキビですが、しぼり汁を煮詰めてつくられており、カルシウムや鉄、亜鉛などのミネラルが含まれています。てんさい糖の原材料は、北海道など涼しい地域で栽培されている砂糖大根（ビート）です。ビタミンやミネラルなどの栄養素は上白糖に比べて多く、砂糖の中で唯一オリゴ糖を含んでいます。オリゴ糖は、ビフィズス菌を増やす役割があるので、胃腸のはたらきを活性化します。

甘いものが食べたくなったり、調味料に砂糖を使うときには、黒糖やてんさい糖を選ぶのも一つの冷え症対策となるでしょう。

上白糖を控えた身体を冷やさないおやつ

ドライフルーツ

市販のお菓子よりもビタミンやミネラルがたっぷりです。砂糖や香料、着色料を使わないものをできるだけ選びましょう。

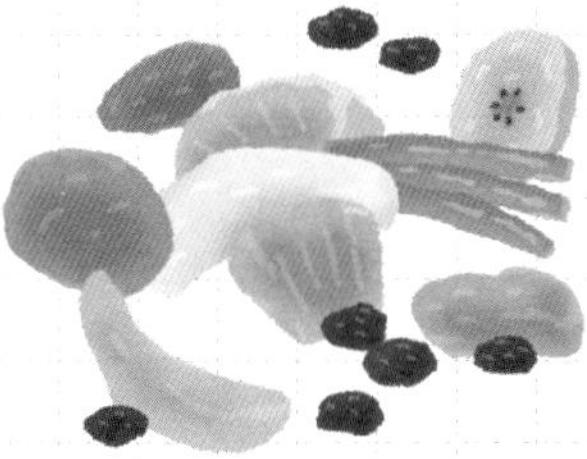

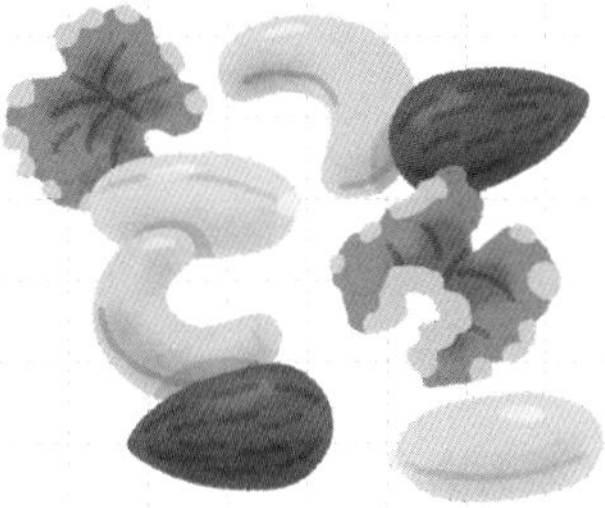

ナッツ

アーモンドやくるみは血液をサラサラにしてくれるビタミンEを多く含んでいます。ただし、カロリーが高いので食べ過ぎには注意しましょう。

和菓子

和菓子に多く使用されている小豆には、ビタミンB群、カルシウム、カリウム、マグネシウムなど、たくさんのミネラルが含まれています。また、血流改善が期待できるポリフェノールやアントシアニンも含んでいます。上白糖が使用されている市販品も多いので注意しましょう。

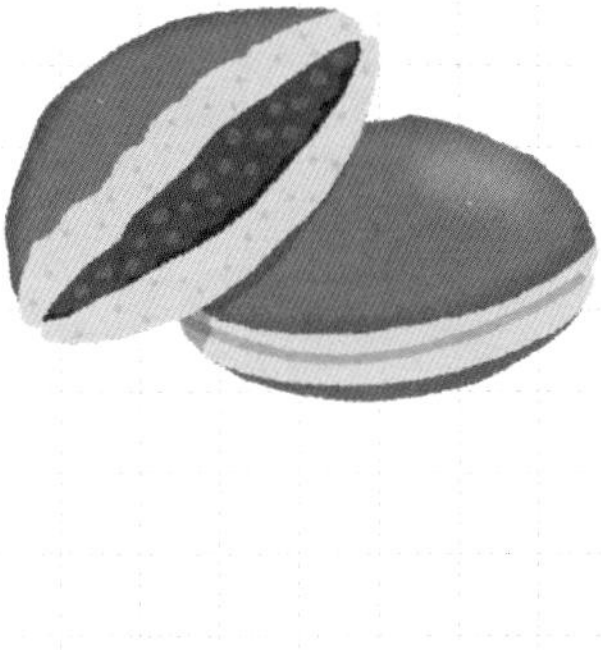

飲み物

冷たい飲み物は避けてホットや常温を選ぶ

飲み物は、まず、**人肌よりも冷たいものは控える**ことをおすすめしています。とくに冷蔵庫や氷で冷やした飲み物は、冷え症改善の面から考えるとよくありません。キンキンに冷えたビールなどは、晩酌のときや風呂上がりには至福のひと時かもしれません。しかし、たとえば中国などではビールは冷やさずに常温にしているものを飲むのが一般的です。冷たいものは身体を冷やすため、健康に良くないと思われているのです。レストランなどで提供される水も氷が入っていることが多いですが、**飲み物はできるだけホットや常温のものがよい**でしょう。

また、温めた飲み物でも、冷やす作用があるものもあります。たとえば緑茶に含まれる**カフェインは、少量であれば血行促進の効果がありますが、多く摂取してしまうと、自律神経のバランスに悪影響を及ぼすことがあります。また、カフェインには利尿作用があり、水分を尿として排出することで体温を下げる作用があります。**カフェインの過剰摂取には注意するとよいでしょう。

「陽性」の飲み物

白湯、紅茶、生姜湯、甘酒、日本酒、焼酎、ワインなど

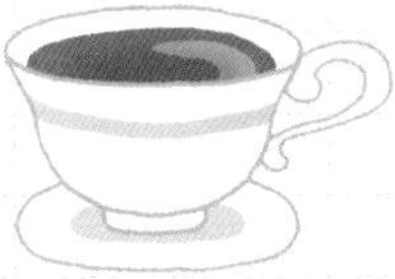
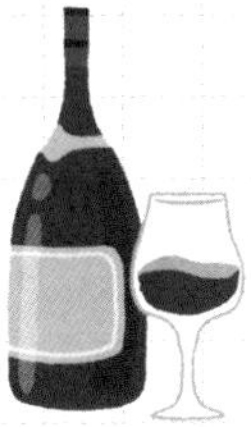
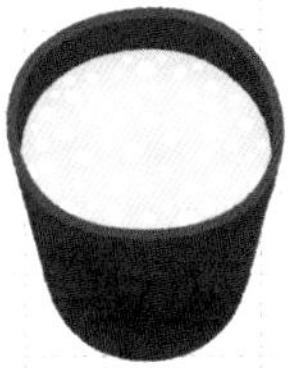

「陰性」の飲み物

水、緑茶、ウーロン茶、ジャスミン茶、プーアル茶、ハイビスカス茶、清涼飲料水（ジュース）など

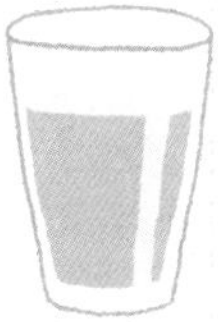
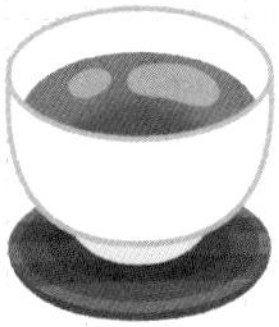
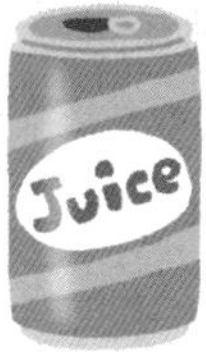

「中性」の飲み物

コーヒー、ココア、牛乳、ローズヒップ茶など

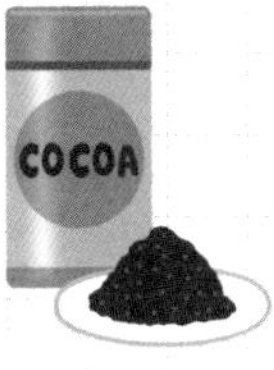

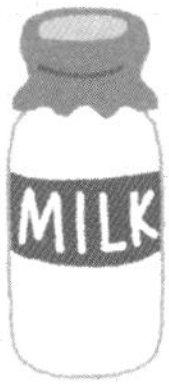

身体を温める「陽性」の食べ物を選ぶ

食べ物や飲み物は、身体を温める「陽性」、身体を冷やす「陰性」、どちらにも属さない「中性」に分けることができますので、積極的に陽性の食べ物を取り入れ、冷えを改善していきましょう。一つひとつの食材を陽性、陰性、中性のどれかと覚えるのは大変ですので、大きな種類で覚えておくと楽です。**「陽性」は寒い地方や季節、「陰性」は暑い地方や季節にとれるもの、食べられるものが多い**です。食事によって体温調節ができるものがその地方や旬の食べ物ともいえます。

★土の中で育つ野菜

土の中で育つ野菜は、身体を内側から温め、寒さをしのぎます。**夏野菜とくらべ、水分が少ないので身体を冷やしにくい**のです。また、血行を促進させるビタミンや、血液や筋肉をつくるたんぱく質のはたらきを助けるミネラル、血液に必要な鉄分などの栄養素が豊富です。煮物や豚汁など、さまざまな料理に活用できるでしょう。

「陽性」の野菜には、ねぎ、たまねぎ、らっきょう、にんにくなどがあります。

★肉・卵・魚

肉や魚、卵はたんぱく質で、**筋肉をつくるためにも必須**です。筋肉づくりは身体を発熱させるために重要なため、積極的にとりたい食材です。肉類ではとくに、鶏のささみや胸肉は、高たんぱく低カロリーで、カロリーを気にする人にもおすすめです。

また、さんまやさばなどの青魚には血行をよくするDHAやEPAも豊富に含まれています。魚を食べる習慣がない人も、缶詰などで手軽に摂取しましょう。

また、冷え症だからといって、陽性の食べ物だけを食べればよい、陰性の食べ物を食べてはいけないというわけではありません。**バランスのよい食事**を心がけましょう。**陰性の食べ物をとる場合には、生よりも、スープや味噌汁に入れるなどして加熱して食べる**とよいでしょう。

「陽性」の食べ物

寒い季節や地方でとれるもの。肉、根菜、発酵食品など。

炭水化物：黒米など

肉：牛肉、鶏肉、羊肉など

魚介類：さけ、さば、まぐろ、あじ、いわし、えび、たこなど

野菜：たまねぎ、かぼちゃ、生姜、にんにく、長ねぎ、にら、らっきょう、ししとう、パクチーなど

果物：みかん、きんかん、オレンジ、さくらんぼ、もも、ナツメなど

発酵食品：納豆など

調味料：みりん、山椒、からし、こうじ、こしょう、シナモン、酢、ターメリックなど

甘味：黒糖、てんさい糖など

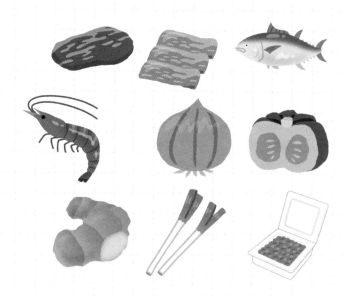

「陰性」の食べ物

暑い季節や地方でとれるもの。精製された食品、加工食品など。

炭水化物：小麦、大麦、はと麦、そばなど

野菜：トマト、きゅうり、なす、レタス、キャベツ、小松菜、大根、たけのこなど

果物：梨、スイカ、メロン、りんご、いちご、キウイフルーツなど

乳製品：バター、ヨーグルト、アイスクリームなど

調味料：塩、しょうゆなど

甘味：上白糖など

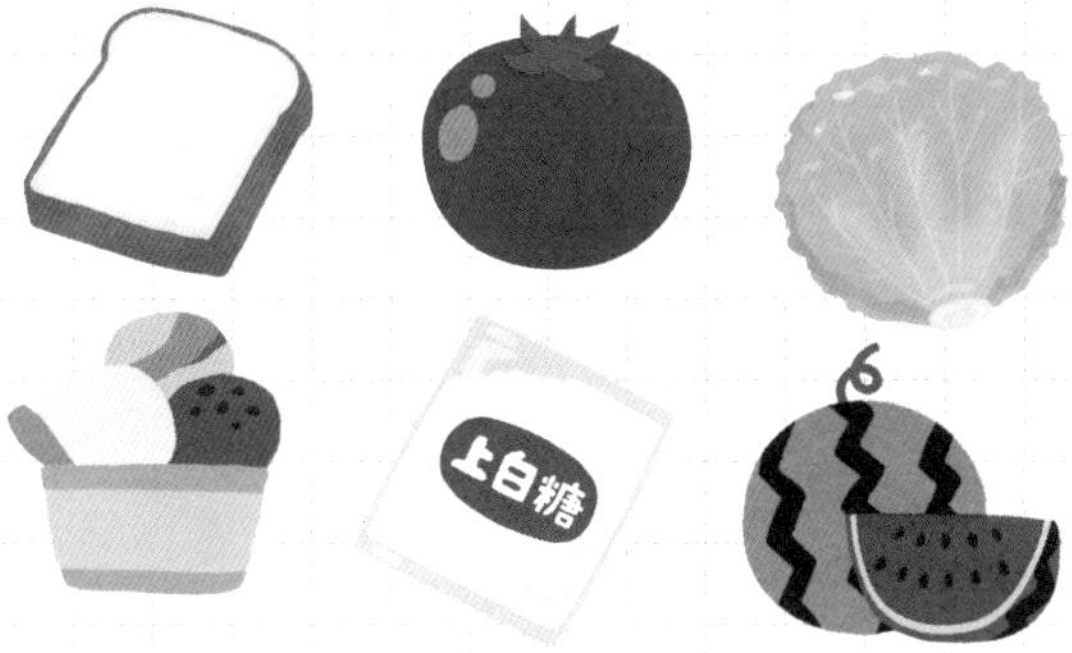

「中性」の食べ物

冷やすことも温めることもしない食べ物。主食として適しているといえます。

炭水化物：玄米、とうもろこしなど

野菜：じゃがいも、さといも、さつまいもなど

漢方薬

長期的な体質改善には漢方薬もおすすめ

当クリニックでは、冷え症改善には、**西洋医学的見地からはビタミン類を、東洋医学的見地から漢方薬を用いて冷え症改善**を行っています。漢方薬にはさまざまな種類があり、体質や症状によって適正となる漢方薬を診断する必要があります。漢方はドラッグストアや薬局でも購入することができますが、可能であれば**医療機関を受診して処方された漢方薬を使用すること**をおすすめします。

漢方薬は最低でも3カ月〜半年ほど飲み続けることを推奨します。短期間の服用で症状の改善がみられた場合でも、すぐに飲むことをやめてしまうと、再び元の状態へ戻ってしまうこともあります。継続することで、体質を改善し、症状が安定します。また、漢方薬は東洋医学で重要な治療法の一つですが、**漢方薬だけでの体質改善は難しい**でしょう。これまでお話ししたように、冷え症の原因はさまざまなところにあります。生活習慣、運動習慣、食生活などを意識して、生活や体調を整えることが根本的な冷え症の改善につながります。**一つの方法に頼らずに、長い目で取り組みましょう。**

冷え症に効く漢方薬

人参養栄湯《にんじんようえいとう》

消化吸収機能を高め元気をつける生薬、滋養強壮作用のある生薬、血行をよくする生薬が含まれています。新陳代謝が悪くなり全身が冷える方に適しています。昔より元気がなく、活動量が減ったと感じる方の冷えにも処方されます。

八味地黄丸《はちみじおうがん》

滋養強壮作用のある生薬、血液の巡りをよくする生薬、身体を温める生薬が含まれています。下半身の冷え、腰痛、夜間にトイレに行くことが多い方に適しています。

桂枝茯苓丸《けいしぶくりょうがん》

血液循環や血行をよくすることで血行障害やうっ血を改善する生薬が含まれています。「血」や「気」の流れの異常により、上半身がのぼせて下半身が冷えると感じる方に適しています。

加味逍遥散《かみしょうようさん》

自律神経を調整する生薬、血行をよくする生薬などが含まれています。ストレスが原因で「気」の巡りが悪くなり、自律神経が失調して多様な症状とともに冷えのぼせを感じる女性の方に適しています。

当帰芍薬散《とうきしゃくやくさん》

血行をよくして貧血症状を改善し、身体を温める作用のある生薬、むくみを改善する生薬などが含まれています。水分代謝が悪く手足の末端が冷える方に適しています。

当帰四逆加呉茱萸生姜湯《とうきしぎゃくかごしゅゆしょうきょうとう》

血行をよくして、身体を温める作用のある生薬で構成されています。とくに手足が冷えて、しもやけができやすい方に適しています。

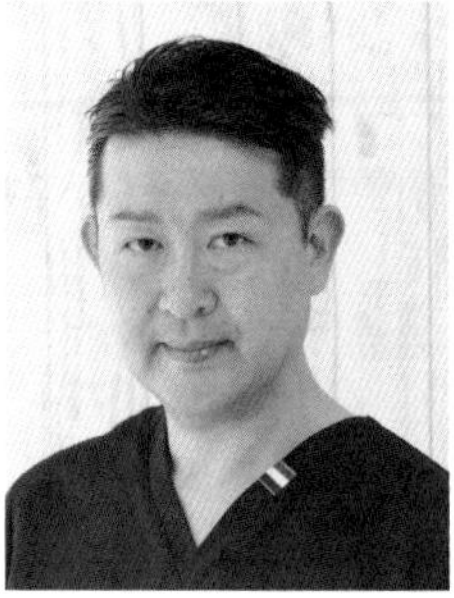

林 忍(はやし・しのぶ)

横浜血管クリニック院長。慶應義塾大学外科学教室非常勤講師。慶應義塾大学医学部卒業。血管外科専門医として、慶應義塾大学病院、済生会横浜市東部病院、済生会神奈川県病院等に約30年間勤務した後、2016年2月、横浜駅西口に神奈川県内初の血管を専門とした横浜血管クリニックを開設。多くの血管外科疾患の治療に携わり、特に下肢静脈瘤の累計症例数は1万例を超える。血管にかかわる病気のほか、冷えやむくみなど、身近な症状の相談にも対応する「冷え症外来」や「むくみ外来」の診療を行う。テレビ、新聞、雑誌などのメディアでも活躍。

横浜血管クリニック
https://yokohama-kekkan.com

参考文献

『最新版 カラダを考える東洋医学』(伊藤 剛/朝日新聞出版)、『やせる、不調が消える 読む冷えとり』(石原新菜/主婦の友社)、『薬膳と漢方の食材小事典』(東邦大学医学部東洋医学研究室/日本文芸社)、『血流がすべて解決する』『血流がすべて整う食べ方』『血流がすべて整う暮らし方』(堀江昭佳/サンマーク出版)、『図解 世界一やさしい東洋医学』(頼 建守/エクスナレッジ)

「冷え症外来」の医師が教える
冷えとり習慣

2023年4月2日　初版発行

著　者　林 忍
発行人　永田和泉
発行所　株式会社イースト・プレス
〒101-0051 東京都千代田区神田神保町 2-4-7
久月神田ビル
TEL：03-5213-4700　FAX：03-5213-4701
https://www.eastpress.co.jp
印刷所　中央精版印刷株式会社

ISBN978-4-7816-2183-8